CRISIS MÉDICA
SOBRE EL ANTIMONIO, Y CARTA RESPONSORIA
A LA
REGIA SOCIEDAD MÉDICA
DE SEVILLA

CRISIS MÉDICA
SOBRE EL ANTIMONIO, Y CARTA RESPONSORIA
A LA
REGIA SOCIEDAD MÉDICA
DE SEVILLA

Diego Mateo Zapata

Título:
Crisis médica sobre el antimonio y carta responsoria a la regia Sociedad Médica de Sevilla
Autor: *Diego Mateo Zapata*
Editorial: Editora Continental
editoracontinental@gmail.com
© Editora Continental, 2014

ISBN-13: 978-1503212336
ISBN-10: 1503212335

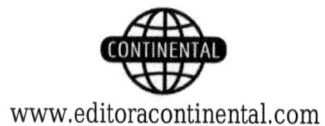

www.editoracontinental.com

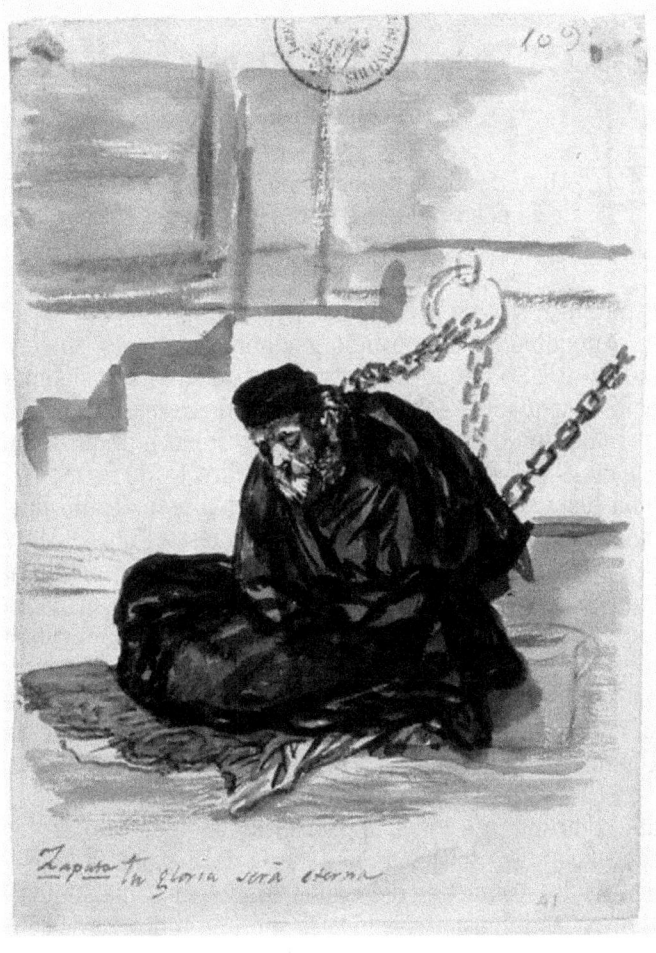

Acuarela en la que se representa al Doctor Diego M. Zapata aherrojado en una cárcel de la Inquisición.
Título: *"Zapata, tu gloria será eterna"* (1810-1811)
Obra de: *Francisco de Goya*

Diego Mateo Zapata
(1664-1745)

Es uno de los personajes murcianos más destacados de la edad moderna y es especialmente recordado por haber sufragado los gastos de rehabilitación del templo de San Nicolás de Bari ubicado en el centro histórico de la capital de Murcia.

Aunque gozó de prestigio y admirable respeto, su condición de hijo de judeoconversos, le generó estar siempre bajo la vigilancia atenta del Santo Oficio, más conocida, tras la unión de Aragón con Castilla, como la Inquisición española (1478-1821), bajo control directo de la monarquía hispánica y cuyo ámbito de acción se extendió después a América; la Inquisición portuguesa (1536-1821) y la Inquisición romana (1542-1965). Pese a la fama de la que gozaba el Doctor Zapata, en el año 1721 el Santo Oficio lo arresta y lo procesa por judaizar y es sometido a tortura, sus bienes son confiscados y es condenado a recibir azotes en acto público y finalmente, es desterrado de su ciudad natal –Cuenca– y de la corte por un periodo de 10 años.

El caso del Doctor Diego Mateo Zapata, es visto hoy día como uno de los ejemplos más claros de uno de los capítulos más oscuros de la historia de España: la actividad de los tribunales del Santo Oficio –o Santa Inquisición- y las imposiciones legales sobre la limpieza de sangre. La muerte del Doctor Zapata se presenta en Sevilla, entre julio y agosto de 1745, dejando tras ello todo un legado de interés por el conocimiento al servicio de las ciencias médicas.

ÍNDICE

A LA REGIA SOCIEDAD MÉDICA DE SEVILLA.. 11

DOSTÍSIMOS, Y EXPERIENTÍSIMOS SOCIOS 31

A LA REGIA
SOCIEDAD MÉDICA DE SEVILLA

Habiéndose logrado, que sea realidad, y no sólo idea del deseo, haber en España Regia Sociedad Médica (*cuyo congreso tardaba ya para la utilidad pública, y crédito de la Nación*) se puede dar por satisfecho el anhelo de mis Estudios, cuanto más cortos, más ansiosos de que con el común empleo de Médicos Doctísimos muestre tan noble facultad todo aquel esplendor, que se merece, despicándose de las sombras, que, o la detienen en lo teórico, o no la dejan alumbrar en lo práctico con aquella experimental claridad, de que no se dude, si es sombra, si luz.

Dije, que tardaba la institución deste público docto congreso para la común utilidad, y crédito de nuestra Nación: proposición, en que una verdad se deduce de otra, porque si la publica común utilidad necesita de este congreso, sin duda que nuestra Nación tenía arriesgado su crédito en la dilación: que aunque parezca excedió el Insigne Marcelo Malphigio en llamar bárbaras la Naciones, donde no se admitían semejantes Sociedades para el mayor lustre de la Medicina, sin moverse por los ejemplares de Francia, Alemania, Inglaterra, Italia, donde con tanta utilidad florecen; no obstante fue exceso, si no arrojo, noblemente motivado de aquella honra, con que cada uno debe mirar por la de su profesión, sintiendo, no sólo que no se adelante, sino que se miren, o con descuido, o con tedio los alientos de quien la procura adelantar. Sus palabras son: *Anglicanae Societatis exemplo litterati Galliae, et Germani ad idem opus incitati sunt: quare apud omnes Nationes, quae non sunt barbarae, aliquis in huiusmodi magna collectione se exercet, etc.*[1] Pero se haría tolerable lo que siente este Autor de la Nación, que no ha aspirado a erigir Sociedad Médica, si el Doctísimo Pedro Regis, de la Universidad de Montpellier, en el Prólogo a las obras de Malphigio no nombrara a los Españoles, equivocándolos con los Moscovitas, por estar unos, y otros bien hallados en el

---

[1] Malphig. Opera posthuma, fol. mihi 340.

antiguo servil yugo: *Nisi essent Hispani, Lusitani*[2], *ac Moscovitae, qui in tenebris adhuc versantes, eas inepte fovent.* Haríase menos tolerable, o el descuido, o la dilación, por ser en materia, que sobre la mayor utilidad, no puede encaminarse al debido acierto por solas las sendas, que la especulación, o experiencia de este, o aquel Médico Doctísimo dejó abiertas en el dilatado campo de la Medicina, siendo necesaria la concurrencia de muchos muy doctos, y expertos, cuya unión, y correspondencia no se pare ociosamente en la veneración de los antiguos escritos (como si hubieran de servir al respeto, y no al estudio) si, se dirija a desentrañar los admirables secretos del gran libro de la Naturaleza con repetidos experimentos Filo-

---

[2] Lusitati en el original (N. del E.).

Médicos, Químicos, Anatómicos, y con la propuesta de nobles específicos remedios, que ventilados con noble emulación, enciendan al calor de la experiencia aquella luz, de que necesita una cuerda elección, que si no logra tal vez entre tanta contingencia el intento, nunca peligra por la ligereza del motivo, ayudándose también de la exacta historia de las enfermedades, principalmente de las que por el tiempo ocurren, sus causas, síntomas, parte afecta, fenómenos varios, y ocasiones de enfermar, como previene Hipócrates: *Firma item memoria teneto medicamenta, et simplices facultates, et descriptas, si modo tales extant. Sint, et in memoria tibi morborum curationes, et harum modi, quot dupliciter*[3], *et quomodo in sin-*

---

[3] Quotupliciter en el original (N. del E.).

gulis se habent. Hoc enim principium est in medicina et medium, et finis.[4] Conmensurando los remedios a la edad, fuerzas, región, para que no basta uno sólo, aunque doctísimo, como advirtió Galeno: *Cum enim unius hominis vita ad omnium inventionem sufficere nequeat, longi temporis observatione historia colligit, ut eius beneficio, tamquam ex multis tot saeculorum hominibus, unus efficiatur eruditissimus.*[5]

Sin que pueda ser suficiente la repetida lección de lo que otros observaron, desayudada de modernas observaciones, y recientes experimentos, que con nuevo desvelo salen a luz cada día, sin agravio, antes con crédito del grande Archivo de la Naturaleza (que los Anti-

---

[4] Hipocrat. lib. de decenti ornatu, fol. mihi 20.
[5] Galeno. lib. de subfigurat. empirica, cap. 9, fol. mihi 119.

guos no registraron) a quien ofendiera el que juzgase no contener ya en sus profundos senos secreto alguno sin registro, sobre desmentirle los mismos sucesos. *Interim satis infelices mihi videntur, qui mordicus tenent, veteres omnia scivisse*, dice el Insigne Anatómico Antonio Nuck, de la Universidad de Leyden, *omnia tam plana, et absoluta ab illis tradita esse, ut nihil possit dici, quod non sit dictum prius, nihil ulterius cogitandum, nihil perpendendum restare, omniaque in beato quasiocio collocata esse; verum himinime praesagiunt, venire tempus, quo ista, quae ante latuere, claressem; ad venire dies, quibus nos tam manifesta, tam aperta nescivisse maiores miramur.*[6] Y aunque Hipócrates no hubiera expresado en el libro de

---

[6] Nuck. Sialographia, c. I. de deductu salivali no vo, §. I. pag. I.

la antigua Medicina, que esta se adelantaría, y llegaría a su mayor auge con los nuevos hallazgos, *et reliqua deinceps invenientur*: como también lo confiesa Galeno, para que no les quede duda a sus Discípulos: *Nemo enim nostrum sufficit ad artem simul, et constituendam, et absolvendam, sed satis videri debet, si quae multorum annorum spacio priores invenerint, posteri accipientes, atque his addentes aliquid, illam aliquando compleant, atque perficiant.*[7] Verificaría esta verdad la cotidiana experiencia con los nuevos inventos anatómicos, que los antiguos Príncipes de la Medicina no descubrieron; y porque la brevedad no permite el referirlos, será bien oigan a Nuck: *Quod, uti passim occurrit in Republica litteraria, nus-*

---

[7] Galeno. lib. I. coment. I, aphor. pag. mihi II.

piam tamen magis quam in re Anathomica; a capite ad calcem, a supremo vertice ad infimum usque pedem, vix aliqua corporis pars oculis subiicitur, cuius admirandam structuram, non longe aliter, quam quidem veteres, invenerint; cui utilitatem non longe clariorem, et manifestiorem ad scripserint, multiplicique experientia comprobarint filii Anathomicorum recentiores.

Por eso el Doctísimo Jorge Baglivio, Médico Romano, exhorta con tanto celo, y eficacia a los Príncipes a que erijan en sus dominios semejantes Sociedades, que con nuevas experiencias, y observaciones faciliten el acierto de la curación: *Cum opus antea delineatum obigentes labores, multamque meditationem, quam sibi vendicat, non unius, aut paucorum hominum, sed integri caetus Doctorum vi-*

rorum negotium sit necessarium fore putamus, ut Pincipes in urbibus suis, praesertim celebrioribus, quibusque ingentia extant Xenodochia, Medicorum, Academias, promovendae proxeos gratia, per historiam, obsevationesque excitent.[8]

A vista desta utilidad, comprobada en las demás Naciones con tantos ejemplares ilustres, ¿quién creyera la oposición de los Doctorados Galenistas Sevillanos contra la erección de la Sociedad? ¿O quién no juzgara ser antes materia de gracias, que de injurias, gloriándose de que fuese Sevilla la que primero hubiese despertado del letargo, o descuido a las voces de las demás Sociedades de Europa? Escribieron carta circular a todas las Universidades de Es-

---

[8] Baglivio. Prax. Medica cap. 4. fol. mihi 184. §. I.

paña, para que *coadyuvaran* (son palabras de la carta) *al exterminio de la Sociedad, o Tertulia, que novísimamente se había introducido en esta Ciudad, intentando persuadir nuevas doctrinas, etc.* Pero las Universidades conociendo, que la impugnación no había de ser (en caso de parecer justa) a fuerza de voces, sino de razones (como Escuelas, que son de sabiduría, y prudencia) respondieron que exhibiesen los puntos, o proposiciones de novedad tan escandalosa, como indicaban, para justificar en vista de ellas su parecer, que aún no han exhibido, ni creo exhibirán, por no exponer a más digna censura la que dieron con el calor de no prudente celo, o de nimia pasión; pues no es lo mismo, que las doctrinas del nuevo congreso se oigan con novedad en España, y que se ventilen, y aún impugnen con racionalidad Filosófica, que el que se eliminen, sólo porque no son las antiguas, haciendo idolatría lo que es opinión. Y así deben considerar lo que aconseja a sus Socios el gran Malphigio: *Nec illud vos torqueat, utrum vetera sint, vel nova, sed anxie solum inquirire, an naturae consonent.*[9]

Antes por eso mismo es útil la Sociedad, pues ventiladas en su congreso las opiniones, sin fiarse sólo de las filaterías del discurso, ni autoridades, sino pasando al examen de indubitables experiencias, en quien se solide la razón (que es lo que prevalece en las ciencias naturales, cual es la Medicina, y a quien se da entero crédito, como enseña Galeno: *In Medicina non par est priscis simpliciter fidem adhibere, ut si quid illi dixerint statim credamus; sed prius*

---

[9] Malpig. In Epistola ad Regiam Societatem de Structura Glandul. conglobat. fol. mihi 115. §. vlt.

experientia, et ratione verum ne illud sit, an falsum perpendum est, etc.[10]) se puede elegir la más racional, y conveniente para la práctica, que es el centro de todas las líneas de la Medicina; pues nada más digno de risa, de llanto, que una curación dibujada, como el Príncipe en la idea con las líneas de la especulación, teñida en sólo los colores de la opinión propria, a pesar de lo que muchas veces demuestra la experiencia en contrario, como ejecutaban los antiguos Médicos, de quienes dice el citado Baglivio: *Qua in re quam*[11] *tum peccaverint hucusque scriptores libri illorum aperte fatentur; de morbo enim aliquo tractaturi, et phantasiam propiam consulebant, neglecta prorsus experientia, et libro naturae.*

---

[10] Galeno. Com. I. in lib. Hipoc. de humoribus fol. mihi 231.
[11] Quan en el original (N. del E.).

Ni me persuado a que las Universidades de nuestra España, tan ilustres, que si no exceden, no ceden a ninguna de las más célebres de Europa, hayan de mirar con ceño la erección de estas Sociedades, en que con nuevos experimentos confirme, o mejore la práctica lo que dictó la especulación en la Cáthedra; pues reconociendo cuanto tiempo se pierda, si todo él se consume en el aire de sutilezas Metafísicas, querrán sus Sapientísimos Catedráticos, y Doctorados ser los primeros en dar calor a ejercicio tan útil, teniendo a debido crédito de su sabiduría ser los que animen el cuerpo de la Sociedad, para que como más doctos, más expertos, y más juiciosos, puedan ser censores de los nuevos inventos, o experiencias que se propusieren, como dice el citado Baglivio, hablando de los establecimientos de la Sociedad: *Statuto tempore, vel saltem semel in mense, convenire simul debent Academiae, sodales, censoribusque proponere observationes anteactas. Censores creantur ex sodalibus seniores, Doctiores, iuditio maturi, longa praxi exercitatissimi.* Así se consigue el fin de la Medicina, teniendo a más gloria (como se ve en la que hacen los más doctos Médicos de la Europa) ser de semejantes Sociedades Regias, que la de los demás blasones, que conseguidos por la especulación, aún desean para su complemento acreditarse de tales en el práctico congreso de las ciencias.

Sírveme de confusión, como de inestimable honra, haber sido connumerado entre los alumnos de esta primera Regia Sociedad de Sevilla, aunque sólo sirva de hacer número entre tan doctos socios, a cuyo desvelo se debe, que sin ceder a las dificultades, y oposiciones, se vea en España con debidos establecimientos, y ordenaciones aprobadas por el Real Supremo Consejo de Castilla, precediendo informe del Real Protomedicato, erigido lo que siendo crédito de las demás Naciones, será mayor gloria de la nuestra, quien siempre ha acreditado en sus tardanzas la magnitud de la obra, no siendo pereza, o flojedad el no adelantarse en los partos, sino grandeza del efecto, no contentándose con lo que bastaba para su lustre, siendo imitación, sino añadiendo que emular a los ejemplares; con que podrá con más razón decir el Presidente de la Sociedad Germánica: *Quo tempore ulla maior emulatio, aut ulla messis uberior recenserit poterit eruditorum, quam nostro hoc vergentissimo saeculo, ubi non Urbes, non Ducatus, non Provinciae, sed integrae Nationes, integra Regna laudabili, et non in vida emulatione accenduntur, et denovarunt, abstrusarumque rerum inventionibus comprobandis invicem decertant?*[12]

Y habiendo logrado la honra de besar la mano a nuestro Católico Monarca Don Felipe Quinto (que Dios guarde) en nombre de nuestra Regia Sociedad (en la forma que las Ciudades, Universidades, y Catedrales de España) su doctísimo Presidente el Doctor Don Juan Muñoz, y Peralta, Médico de Cámara, autorizando esta representación el doctísimo, y experientísimo Doctor Don Honorato Michelet, Médico Primario de su Majestad, Presidente del Real Protomedicato (quien nos da la gran gloria de llamarse, siendo tan único, nuestro Socio) y

---

[12] Tom I. Miscelan. Germanic. epist. invictatoria ad celeberrimos Europa Medicos.

realzada con la protección del Excelentísimo Señor Duque de Escalona, que fue Padrino para la función; no dudo que puesta a la Augusta sombra de tanta Majestad, crezca nuestra Sociedad de modo, que se dude si lo que el Presidente de la Germánica elogió a la de París, como a efecto maravilloso de la protección del Cristianísimo, se dijo también como en profecía de lo que había de florecer la nuestra con el benigno influjo de nuestro Católico Dueño, conviniendo igualmente a Nieto, y a Abuelo, a Luis, y a Philipo: *Quibus non sumptibus quo non fervore, quanto non ingeniorum delectu, palmam facit dubiam* (decertando scilicet cum aliis Nationibus) *florentissima Academia Parisiensis hac nostra aetate sub potentissimo Galliarum Rege Ludovico.*

Confieso me he detenido, Regia Sociedad, en el gusto de tu erección, y que violento la pluma en cesar de celebrala, no siendo total extravío de mi intento; porque muchos juzgarán, que la inscripción de Regia Sociedad Médica, a quien dedico este rasgo de mi veneración, era en España vano título, solicitado para el ruido, sin consistencia para la autoridad; sólo dificulto, que pueda yo responder a las dificultades propuestas sobre el Antimonio sin el rubor de decidir, quien sólo debe aprender, siendo la resolución asunto proprio de tus eruditísimos Socios, como extraña a mi cortedad. Parecen tan del caso las palabras de Malpighio en una de sus cartas a su Regia Sociedad de Inglaterra, que ellas servirán de respuesta: *Haec igitur apud vos, sodales doctissimi, quibus me, meaque debere profiteor, supplexsisto, si quid enim boni continent, vestrum est, reliqua vero infirma, utpote mea, vestram exposcunt validam tutelam.*[13] Con que no sólo es obediencia la remisión de esta carta, sino influjo de tu protección, con cuyo escudo puede aparecer segura. VALE.

---

[13] Malpig. Opera postbu. epist. I. Regiae Societati Angelic.

DOCTÍSIMOS,
Y EXPERIENTÍSIMOS SOCIOS

Desde el tiempo que ha se erigió nuestra Regia Sociedad, y logré corresponderme (para mi mayor aprecio, utilidad, y adelantamiento) con Médicos tan doctos como V.mds. no ha habido noticia que más haya embarazado mi corta inteligencia Médica, que la que se sirven participarme este Correo: y aseguro a V.mds. con todas las veras que los estimo, y venero, que tanto me ha admirado lo que me refieren, que he necesitado valerme de todo el concepto, que tengo hecho de su realidad, y prudencia, para creer lo que me expresan, en orden a que los puros Médicos Doctorados Galenistas de esa Ciudad, publican contra el Antimonio: *Que es un poderoso veneno, que abrasa los cuerpos, y que los que han tomado el Antimonio, mueren al año.* Pues ¿cómo había de dar asenso a voces tan escandalosas, horrorosas, y lo que más es, contra la salud pública, si unos hombres de su juicio, y verdad no me lo aseguraran? Y para que V.mds. reconozcan lo mucho que he extrañado, y admirado las clausulas, debo decirles, según lo poco que he estudiado, que son indignas, y ajenas de un mero Practicante, cuanto más de los Médicos Doctos de esa Ciudad (a quienes tengo, y venero por varones doctísimos) y así me es preciso creer son esas vagas esparcidas voces proprias de algunos Barberos, que habiendo visto la oposición, que los Galenistas tienen con V.mds. y que a cada paso publican, abrasa todo lo Químico, llevados, no de la razón, y experiencia, sino de su obstinada ciega pasión, hayan prorrumpido en semejantes proposiciones contra el Antimonio.

Saben V.mds. del gran Eschrodero, que el Antimonio es *un cuerpo mineral de naturaleza metálica, o próximo a ella*[14], que consta de copioso sulfur mineral, semejante al común en el color, olor, e inflamabilidad; pero de naturaleza de Oro, por la experiencia, que lo acredita, fundiendo el Oro con el Antimonio: aunque esté bajo del color, o casi blanco, adquiere el

---

[14] Schodero, lib. 3 Pharmacop. c. 17. fol. mihi 361.

Oro su perfectísimo color, por ser el Antimonio, en sentir de graves Espargíricos, Oro leproso, o imperfecto, residiendo en este el primer ente áureo. Y así, muchos verdaderos Filósofos han pretendido, a expensas de varios experimentos, sacar por el Antimonio de metales imperfectos el perfecto. Es de naturaleza metálica, por copioso Mercurio que posee, y este es metálico, próximo a la naturaleza de Plomo, por la experiencia de haber hecho insignes varones perfecto Plomo del Régulo de Antimonio, que no es otra cosa, que el Mercurio suyo concentrado, y cogido, aunque detiene el sulfur: razón porque llaman al Antimonio Hermafrodita, pues es mineral por su sulfur, y por su Mercurio, o porción plúmbea, es de naturaleza metálica. Consta también de una Alcalina terrestre, substancia salina.

Siendo esta la naturaleza del Antimonio, y breve anatomía de las partes que lo componen, se infiere, que el más noble, y selecto es el que se cría, y saca de las Minas del Oro, o partes próximas a él; porque este contiene más puro el sulfur áureo. Y así es mejor el Antimonio de Transilvania, y Hungría. Acredita esta bondad el color argentado, en que se conoce su porción de Mercurio, y en aquellos sobresalientes rubicundos puntos la abundante porción del sulfur áureo.

Este crudo verdadero Antimonio contiene indecibles utilidades para varios efectos, según los afianza la experiencia en las aguas Antimoniales, contra las infecciones Gálicas, y la autoridad de los grandes Médicos que usaron de ellas, como consta de los escritos de Zuvelfero, y demás Modernos a quienes sigue Riverio: *Sarsae parrillae, et Antimonii crudi, etc.*[15] El Doctor Nicolás Lemery, experientísimo Químico, encomienda el Antimonio crudo para varios cocimientos sudoríficos. *Ex Antimonio crudo parantur decocta sudorifica.*[16] Pero el doctísimo Pompeyo Sacco (que es quien más ha trabajado, por ser el Octaviano de la Medicina antigua, y moderna, pues no ha solicitado otra cosa en sus Obras, que fraternizar ambas Escuelas, para pacificar los entendimientos, siendo el Iris de las discordias) alaba tanto las aguas Antimoniales, que asegura son el mayor dulcificativo de la sangre, para curar tumores estrumosos, y cancrosos; y aunque este experto Varón ha procurado en el modo posible patrocinar a los Galenistas, les advierte (sabiendo la

---

[15] Riverio, lib. 16. c. I. de arthitride, fol. mihi 307.
[16] Lemery, in Cursu Chymico, c. 9. pag. mihi 255.

adversión que tienen a estos medicamentos) que los minerales preparados son seguros: *Nec mineralia haec damnanda, quia modo praedicto praeparata sunt innoxia;*[17] y considerando lo pobres que están de remedios, les concede el buen Pompeyo Sacco a la desnudez de los Antiguos: *Et Galenica Schola non habet unde depromat efficatiora;* y así acaba con este elogio: *Maximum dulcificans sanguinem in strumis, et cancro puto esse aquas Antimoniales*[18]. En esta Corte es tan común, y trivial el uso de las aguas Antimoniales, por los saludables efectos que con ellas se han conseguido, que en las casas las hacen conforme todos los Médicos las recetan.

---

[17] Pomp. Sac. Novum Systhema Medic. c. 7. de suuo pancreatico, f. mihi 118.
[18] Antinomiales en el original (N. del E.).

Logra también ser un seguro prodigioso purgante de las crudezas del vientre, que hasta el Antimonio crudo se opone a ellas, como lo asegura el defensor de este generoso simple medicamento Basilio Valentino en su Carro Triunfal del Antimonio: *Sic Antimonium crudum ventriculum solum exonerat, et purgat.*[19] Pero entre los prodigios del Antimonio crudo, y dignos de la mayor consideración, es, el que éste molido dándolo a los caballos, cebones, y otros animales los engorda, como refieren las Ephemeridas Gallicas; y Basilio Valentino, que hizo el mismo experimento, pero con la admirable observación de que cura juntamente la lepra a estos animales, y les restituye el apetito perdido: *Pater familias bestiam, in primis*

---

[19] Valentino, fol. mihi 52.

vero porcum in saginam locaturus, triduo antequam includat, in cibo[20] illi det dimidiam dragmam Antimonii crudi, ita enim apetitus cibi in eo exitatur, cito pinguescit, et si aliquid incommodi in iecore habeat, aut leprosus sit, sanabitur.[21]

Finalmente el Antimonio crudo dado en substancia, o en infusión, es seguro, grato, y admirable remedio, sin que se haya experimentado adversidad alguna; pues por la parte salino Alcálica que tiene, y copioso sulfur áureo purifica la sangre; y por esta razón en las alferecías, afectos capitales, y movimientos espasmódicos, es divino remedio el Cinabrio nativo, pero preparado el Antimonio se extiende su virtud a innumerables males. ¡Oh prodi-

---
[20] Incibo en el original (N. del E.).
[21] Valentino, fol mihi 64.

gioso remedio! que crudo, o preparado obras milagros, como experimentó el docto Pedro Poterio: *Stibii infusio etiam crudi mira praestat, calcinati, melius, et commodius.*[22]

De este simple generoso cuerpo metálico, que apenas hay en toda la Medicina remedio igual, salen tantas, y tan saludables virtudes, cuantas son las innumerables preparaciones que hasta aquí se han descubierto (con las que en adelante se manifestaran) para remedio universal de todas las enfermedades, según siente Quercetano: *In hoc enim metallico individuo viedendam exhibebimus universalem medicinam, et admirandorum, et miraculorum ipsum miraculum, seu mirabile mirabilium.*[23] Pues es tan soberano medicamento, que parece deposi-

---

[22] Poterio, De infusion. miner. fol. mihi 344.
[23] Quercet. Cap. 31. de Antim. fol. mihi 394.

tó el Divino Autor de la Naturaleza virtud en el Antimonio, para el único exterminio de los males, respecto de que con sólo el Antimonio se puede construir, y abastecer la más magnífica, y abundante Botica, donde habrá de todo para curar todas las enfermedades; pues si estas, en sentir de Hipócrates, se erradican por vómito, dejección, orina, y sudor: *Morbi porro omnes solvuntur, aut per os , aut per album, aut per vexicam, aut alium aliquem eiusmodi articulum. Verum sudoris species omnibus communis est.*[24] Siendo evidente, que el Antimonio tiene virtud purgante, sudorífica, vomitiva, y otras innumerables, no hay duda que con él sólo se curarán todas las enfermedades, y proveer la mayor Botica, como afirma el

---

[24] Hipocrat. Libr. de vict. ratio. in morb. acut. fol. mihi 393.

doctísimo Miguel Etmulero: *Antimonium est simplex, quo non datur aliud par in tota medicina, siquidem ex illo tot parantur medicamenta, qualia ex nullo alio simplici possunt haberi; et ratione formarum variarum varias habet virtutes, nunc purgat, nunc vomitum movet, nunc confortat adeo ut solo Antimonio pharmacopea possit repleri, etc.*[25]

Las varias preparaciones del Antimonio acreditan esta verdad, como les consta a los que estudian en las Farmacopeas modernas, y Autores que cito, donde habrán visto, no hay virtud en toda la materia Médica, que le Antimonio no posea. Sólo los ignorantes levantan el grito contra él, diciendo mil improperios, e inaguantables calumnias, sin saber qué es An-

---

[25] Etmulero, Tom. 2. c. 17. de Antim. f. mihi 426. col. 2.

timonio, de qué consta, ni come se prepara para usar con método, y seguridad dél; pero ¿cuándo no vivieron juntas la calumnia, y la ignorancia? Oigamos al gran Zuvelfero lo que siente de estos tales, y del Antimonio, que no conocen: *Cum stibii, Antimoniique nomen apud aliquos artis pulcherrimae osores;* bien empieza, y prosigue mejor,*praesertim ignorantes, tam male audiat, et vix dere magis perverse;* ¡linda, y propria pintura! *et perfricta fronte loquantur:* ¡no es nada lo que se figure! *quam qui eiusdem minimam habent cognitionem;* aquí la atención: *idcirco asserere non erubesco Antimonium vere unam, et principalem esse columnam universae medicinae, quippe ex eo tamquam Protheo, diversis dumtaxat praeparationibus, diversarum operationum medicamenta saluberrima:* miren si es veneno; *utpote antivenena, diaphoretica, purgantia, et vomitoria blanda sanguinem universum mundificantia, vulneraria, pectoralia, imo universale medicamen, seu panacaea ipsa erui possunt;* ¿hay más que decir, y ponderar? *Nec constat ex vegetabilibus unicum emeticum:* ¡qué seguridad! *quod minori cum periculo exhiberi possit, quam Antimonium dextre et debite praeparatum.*[26]

Apenas se pueden encumbrar más lo elogios, y portentosos efectos del Antimonio, atendiendo a las innumerables virtudes que posee, según sus varias preparaciones, siendo tantas, que hasta este tiempo han llegado más allá de los deseos de los expertos doctos Varones, que con indecible ansia han solicitado sa-

---

[26] Zuvelfero, In Apend. ad animad. f. mihi 77.

ber todas sus virtudes, sin omitir trabajo, experiencia, ni preparación, por ardua, costosa, y dilatada que haya sido; pero ninguno lo ha conseguido. Así los confiesa Valentino, quien más lo ha manejado, y solicitado: *Cum nemo hactenus invectus fit, qui facultates, virtutes, potentias, et operationes omnes radicitus didicerit.*[27] Y así los ignorantes, aforrados en una altiva vana soberbia, desprecian lo que no alcanzan, calumnian lo que no entienden, vituperan lo más estimable, imposibilitan lo que no conocen, ni saben: piensan que no hay más Mundo, que la Aldea donde viven, ni más Biblioteca, que el Libro donde suelen repasar el quaternion de humores, elementos, y primeras cualidades, juntando a estas quiméricas espe-

---

[27] Basil. Val. Fol. mihi 6.

culaciones, la insuperable presumpción, de que curan con método racional (como si los doctísimos, y experientísimos Médicos Recenciores curasen con irracional método) por saber,*unamquamque causam prius rescindere oportet,* para no usar de medicamentos tópicos, antes de evacuar muy bien, por el texto de:*Calefacere praecordia perfusionibus, et cathaplasmatibus, non est perpetuo tutum;* y para sangrar, y más sangrar en las calenturas, hasta que el más rústico muera como un Séneca, se valen del cruento texto: *Saluberrimum est non solum incontinentibus, etc.* purgando en la declinación de las curas regulares, por el *concocta medicari oportet,* sin perder de vista para la aplicación de los remedios su axioma infalible de *contraria contrariis curantur.* Siendo la conclusión de estos metódicos antecedentes, que toda su Medicina consiste en sangrar, y purgar, como refiere el Ilustre Francisco Bacon, Varón de Verulamio de un Médico de su tiempo, que con gracejo decía, que los Médicos son semejantes a los Obispos; pues no saben más, que ligar para sangrar, y solver en el purgar: *Medicos nosotros similes esse Episcopis, ligandi, et solvendi claves habere, et nihil amplius,*[28] cuando se debe estudiar en el gran Libro de la Naturaleza, donde se sabe con propriedad las virtudes, facultades, y operaciones de las cosas naturales, comprehendidas en los tres Reinos mineral, animal, y vegetable, como lo han ejecutado los verdaderos Filósofos, y Médicos experimentales, para no decir, ni publicar en la Plaza del Mundo, que el

---

[28] Bacon. Lib. 4. de augment. scientiar. fol. mihi 109.

Antimonio es veneno, y que abrasa las entrañas, cuando se verifica todo lo contrario en sus operaciones, por ser el más noble poderoso alexifármaco contra lo maligno, y venenoso que se conoce, obrando más que todas las confecciones de Jacintos, Alkermes, Mitridatas, y Triacas (como se verifica cada día en las calenturas malignas, y pestilentes, usando del Antimonio diaforético, bezoárdico mineral) según experimentó Quercetano en el lugar citado, pues dice: *Imo etiam in diversas alias figuras commutabimus, incorroborantia nempe medicamenta, et alexipharmaca, longe utique aptiora, et utiliora ad nectar vitae nostrae tuendum, et vires corporis corroborandas, ac venena omnia ab eo exolvenda, morbosque pestiferos omnibus aliis confectionibus Alkermes, hyacintorum, mithridatis, et theriacis, etc.*

Queda, pues, asegurado, y ennoblecido el Antimonio para usar dél en las enfermedades, por ser medicamento simple, suave, sin el menor escrúpulo de que sea veneno, aunque más voceen los ignorantes; antes bien es el único asilo de la Medicina, para conseguir deploradas vidas de otros medicamentos: oigamos al doctísimo Juan Fabro: *Nec est ullo pacto timendum tale medicamentum,* habla del Antimonio, *innocens enim est ab omni malo, et ab omni veneni suspicione, et qui tali suspicione illud afficiunt, rerum naturalium penitus sunt ignari.*[29] Y todas las operaciones del Antimonio, principalmente las purgante, se ejecutan, y consiguen sin abrasar los cuerpos, o hablando con el experientísimo Quercetano, sin dejar

---

[29] Fabro, Lib. 3. de morb. capitis, cap. 13. fol mihi 535.

vestigio caliente: *Siquidem eius virtute, ac facultate tota sanguinis massa declaratur, ac repurgatur citra vehementiorem caliditatem, quam nullam infert.*[30]

No obstante las admirables virtudes del Antimonio, ha padecido muchos infortunios entre Saltimbancos, Pseudo Químicos, y algunos Médicos, y Cirujanos Empíricos, que sin conocimiento de la enfermedad, complexión, fuerzas, edad, región, y demás circunstancias indispensables para curar con racional método, lo han dado a los postrados obedientes enfermos, acelerándoles la muerte, por haberles con tirana violencia atropellado sus vidas. Desacreditan estos tales vagamundos a la Medicina, sus doctos, y venerables profesores, e in-

---
[30] Quercet. Cap 31. Tetrad. capit. affect. fol. mihi 394.

faman un remedio, que restituyó la salud a innumerables pacientes; pues estos ignorantes alborotadores, y perjudiciales a la República, aseguran siempre la curación, prometen en breve tiempo la salud, con el medicamento que no conocen, ni saben su verdadera preparación. Y así por la mayor parte usan del *vitrum Antimonii* Regulo, y del *crocus metalorum,* que son las preparaciones con que obra violentamente este medicamento; y muchos embusteros lo dan en una, o dos píldoras (como los ejecutan también con el Mercurio precipitado, y otras preparaciones) para dar a entender, que poseen un gran arcano contra todas las enfermedades, excusándose con este pretexto con los Médicos doctos, por no manifestar una medicina, que les ha costado mucho estudio, trabajo, y peregrinaciones el adquirirla, siendo todo este artificio mera ignorancia, y temor de que se la descubran; pero lo que me ha admirado siempre, es, que los Médicos que tienen obligación a saber, se valgan de los errores de estos charlatanes, para vituperar al Antimonio con todos los medicamentos Químicos, que ignoran su virtud, preparación, y modo de usar de ellos; pues de esta forma, a cada paso padecería grandes calumnias la Medicina Galénica, si estando indicado un ligero leniente, diese un ignorante Galenista purga radical, o padeciendo el enfermo una interna maligna inflamación, aconsejara lo mismo: como también si en una legitima turgencia, y supernatancia mandara sangrar: con que no siendo esto por defecto de la doctrina Galénica, ni de sus medicamentos, sino falta de estudio, y práctico conocimiento, fuera cosa irrisible, y escandalosa, calumniar las doctrinas, y sus auxilios, por los infelices trágicos sucesos de los ignorantes.

Para libertar al Antimonio (hablo de su vitrificación, y preparaciones semejantes en el obrar a esta) de la eficacia, y agigantada virtud con que obra por vómito, y dejección, han trabajado incesantemente los más doctos, y expertos Químicos: y lo que de la lección de ellos he sacado, es, que esta preparación, o *vitrum Antinomii* no se de en substancia, por lo que dejo dicho de los graves accidentes que causa; pero que en infusión se debe administrar en las enfermedades, pues de esta forma obra con seguridad. Si bien, aunque dado así, es para ciertas urgencias sólo necesario, se corrige con tal propriedad, y destreza por medio de los espíritus ácidos de Vinagre, Vitriolo, y Azufre, que queda seguro, y benigno remedio, respecto de que estos ácidos quebrantan, y desarman la virtud purgante, y vomitiva, como es notorio entre todos los doctos Espargíricos; pues tomando el vidrio antimonial hecho polvos, e irrorado algunas veces con el espíritu de vitriolo, han sacado un seguro purgante, sin causar vómito alguno, corrigiendo el espíritu acido, o fijando el sulfur volátil del Antimonio, que es de quien depende su violencia, conforme lo acreditan la razón, y experiencia en las preparaciones Antimoniales; pues si se fija bien su sulfur volátil, es sudorífico solamente, como se experimenta en el Antimonio diaforético, y bezoárdico mineral; pero si la fijación es menos, sale un mero purgante, y si fuere aún menor, hace purgar, y vomitar.

Suponen todos los Modernos, que el Antimonio; pero ¿dónde voy a parar? ¿cuándo estos Autores, y sus doctrinas no sirven para desvanecer el concepto que han formado los Galenistas contra el Antimonio, y demás medicinas Químicas? Pues tanto las aborrecen, como las ignoran. Pero como Laracon persuade a que se consulten a los autores, que con más propriedad, ciencia, y experiencia han manifestado lo contrario de lo que se ha fulminado contra el antimonio en esa Ciudad, para tratar con más propriedad, e inteligencia de este cuerpo metálico, me dejé llevar de sus experimentales doctrinas para manifestar, obedeciendo a V.mds. lo que es el Antimonio. Y respecto de que lo referido es *nullo* para con los Galenistas, que también me recusarán pro Químico, verán con la facilidad que me hago Galénico, y será lo expresado hasta aquí, la más eficaz prueba de lo que ignoran en una, y otra doctrina, si yo puedo probar a favor del Antimonio todo lo contrario de lo que se ha dicho en esa Ciudad con la doctrina Galénica, para que *ad hominem* queden concluidos. Y así vuelvo a suplicar a V.mds. me permitan no crea, que las tales calumnias, e imposturas puedan ser de esos Doctores Galenistas, por tenerlos en concepto de hombre doctos.

La única prueba del juicio que he hecho a favor de los señores Doctores de esa Ciudad, consiste en que siendo tan Galenistas, es preciso hayan registrado con la mayor atención, y cuidado las obras de sus antiguos Príncipes, y Maestros Hipócrates, Galeno, y Avicena, para saber sus doctrinas, venerarlas, defenderlas, y practicarlas; como también haber leído, y continuamente estudiado en los escritos de los más plausibles, doctos, y clásicos Autores Galénicos (a quienes de corazón siguen) no pueden haberle encolerizado contra el uso del Antimonio, ni horrorizado a esos ciudadanos con semejantes escandalosas voces; pues los Príncipes de la Medicina, que veneran, y sus Autores, no sólo enseñan lo contrario, pero apenas hay elogio que adecue el generoso salubérrimo uso del Antimonio. Con que si hago demostración matemática de que los antiguos Príncipes no soñaron tal cosa de este remedio, y que los más célebres Autores Galenistas no sólo le alaban, pero aconsejan, y persuaden a que se use de este simple mineral, para extirpar innumerables rebeldes, e incurables (con los bastos medicamentos Galénicos) enfermedades, por la seguridad, y felicidad con que la experiencia (verdadera maestra) les ha enseñado la utilidad de este remedio en sus curaciones: inferiré legitima, y evidentemente, que los que blasfeman del Antimonio, son ignorantísimos, e indignos del nombre, y carácter Médico. Y siendo en mi concepto esos Doctores tan versados en los Príncipes, y Autores clásicos, no es creíble hayan publicado las dichas calumnias: Y en esta suposición reconocerán V.mds. la ingenuidad con que afirmo, y siento: son tales voces tan proprias de algunos Barberos, como ajenas de esos señores Doctores Galenistas.

Es la primera clausula, *que el Antimonio es un poderoso veneno.* Esta perjudicialísima proposición está desnuda de razón, pobrísima de autoridad, ansiosa de experiencias, y finalmente desvalida, y vituperada de los Príncipes de la Medicina; pues no se hallará en sus Obras, que el Antimonio es veneno. Empiezo, pues, por Galeno, ídolo de los Doctores, que tratando del Antimonio en el *lib. 6. de Sanit. tuend. cap. 9.* y en el *lib. 9. de Simplic. titul. de stimminio,* no dice que tenga benéfica virtud; antes bien lo alaba para curar los afectos, que después diré. El Príncipe de los Árabes Avicena, enseña lo mismo, *lib. 2. Canon. tract. 2. cap.7. de Antimon.* Hipócrates siente lo proprio con el nombre de*Tetragonon.* Siendo de este parecer Dioscórides, *lib. 5. cap. 53.* Mathiolo *en el coment. cap. 59.* y Plinio, *lib. 33. cap. 6.*

Siendo este alto sentir de los antiguos Príncipes, que los Galenistas idolatran, me parece no publicaran los imposturas que hasta aquí contra el Antimonio; porque sería fabricar sus ignorancias de la ciencia de los Príncipes, que no han leído. Pero veamos si hay cuestión, que en términos terminantes inquiera, si el Antimonio interiormente tomado, ¿es veneno, o saludable medicamento? Para decidir con propriedad este punto, y hallarán los Galenistas, que si, en las obras del más docto, erudito, y venerado Autor de la Escuela Galénica, que es Zacuto Lusitano, y empieza así la cuestión: *Quaero quinto: utrum stibium intus assumptum, sit venenum, an utile medicamentum purgans?*[31] Parece, que doctísimo Zacuto (que apenas hay segundo en la medicina Galénica) trató esta cuestión, para desautorizar las voces, y calumnias que han introducido en esa Ciudad, respecto de que este experientísimo Varón menosprecia la opinión de los que maquinaron era veneno el Antimonio, por ser dictamen erróneo, opuesto a la razón, experiencia, y sobre todo contra el alivio, y curación de innu-

---

[31] Zacuto. Tom. 2. Prax. ad mirand. c. 5. fol. mihi 115. col. I.

merables graves enfermedades, que afirma curó Zacuto con el Antimonio mil veces, o a millaradas enfermos melancólicos, maniacos, cuartanarios, varias enfermedades cutáneas, contumaces, y rebeldes obstrucciones, y calenturas pertinaces; las cuales no habiendo podido un Médico tan docto, y experto como Zacuto curar con los medicamentos Galénicos, lo consiguió con sólo el Antimonio. Y así resuelve, que no es veneno, sino generoso saludable remedio: *Sed contraria opinio est amplectenda, quam experimentum, et ratio confirmant.* Aquí la atención, *millies enim me curasse recordor melancholicos, maniacos, quartanarios, scabie ferina oppressos, morbis cutaneis, et aliis contumacibus morbis, ut obstructione, et febribus diuturnis detentos, qui postquam aliorum praesidiorum ope convalescere non potuerunt, huius solum beneficio, et potestate pristinam sanitatem, vacuatis crassis, et melancholicis succis, sunt adepti.* Compónganme V.mds. esta sentencia del gran Zacuto, acreditada con la irrefragable experiencia de las varias enfermedades que con el Antimonio curó, con la fantástica opinión de los Galenistas, ¿que dicen es veneno?

Saben los doctos secuaces de Galeno, que el veneno es lo que destruye, y pervierte nuestro temperamento, reduciendo el sumptuoso racional edificio a la mayor, e irremediable trágica ruina: *Venena temperiem nostram corrumpunt, vitae adversantur, et principiis illius vehementer repugnant, caecaque, et delitescente vi varie symptomatum cruciatu nos fatigant, et totius naturae dissidio vitae nostrae primordia demoliuntur.*[32] Esta doctísima, y elegante descripción, que hace Galeno de los venenos, no es dable, ni conforme a razón, y experiencia el ajustarla, o prohijarla al Antimonio, según las vidas que ha restituido a enfermos deplorados, como afirma Zacuto, y confiesan los más graves Autores Galénicos, que en adelante citaré, por ser esta operación contraria a la que ejecuta el veneno: razón, y experiencia que motivan a Zacuto para excluir al Antimonio del Catálogo de los venenos: *Nec dicas esse venenum,* prodigue este Autor, *nam hoc naturae humanae adeo est infensum, ut ad eius interitum perpetuo tendat, nec ex eo boni quicquam redundent in illam:* y ya que tenemos razón, experiencia, y autoridad contra los

---

[32] Galeno, Lib. 3. de Tempera. cap. 4. fol. mihi 80.

que por su ciega pasión, malicia, o ignorancia no son afectos al Antimonio, que tan lejos está de ser veneno, como tan cerca de ser (y lo es) un noble, generoso, saludable, simple, seguro remedio, estando bien preparado (pues no siendo así, ni los remedios Galénicos son provechosos) y dado por docto Médico en debida dosis, según la enfermedad, temperamento, edad, región, y tolerancia del paciente, que es lo que previenen todos, y con ellos Zacuto en el mismo §. *Atqui stibium rite correctum, et convenienti dosi propinatum, et faeces, et noxios humores citra aegri laesionem evocat.* ¿Quién será el que a vista de estas doctrinas, y experiencias Galénicas, diga, que el Antimonio es veneno? Creo, que según lo que dejo sentado, y diré adelante, no habrá ninguno (por no parecer extravagante aún en la inmensa república de los ignorantes) que tal asevere.

Y si el mayor crédito, y singular grandeza consiste en experimentar elogios, o alabanzas de extraños, y enemigos, (sobre serlo siempre los puros Galenistas de lo Químico) bien puedo asegurar le faltará caudal a la Retórica para persuadir la gran virtud alexifármaca del Antimonio, y su universalidad para curar las enfermedades; pues los mayores Héroes que ha tenido la doctrina Galénica, confiesan haber ejecutado milagros con el Antimonio: siéntelo así el sapientísimo Doctor Mercado: *Multi Medici non sine miraculo utuntur stibio praparato.*[33] Miren si es bueno, y poderoso el veneno, que da vidas milagrosamente, ¿siendo de su

---

[33] Mercado, lib. I. de Internor. Morbor. curat. cap. 8. fol. mihi 10.

naturaleza el quitarlas? Y así afirma este doctísimo Galenista (como sabidor de los maravillosos efectos del Antimonio) que aprovechó a muchos enfermos: *Temporibus nostris consilio, et fidelissimo multorum experimento tuto* (prosigue Mercado) *sic affectis, et maniacis, ac omnibus ex melancholia ortis affectibus porrigitur praeparatum stibium, quod medicamentum scio multis profuisse.* Pero quien aplaude más que todos al Antimonio de segurísimo, e inocente remedio, es el Doctor especulativo, y práctico, nuestro doctísimo, e ingeniosísimo Pedro Miguel de Heredia, que aconseja se den los polvos de Alexandro Quintilio (cuya composición es Antimonial en sentir de Zacuto: *Quare hanc quintam essentiam*, la llamó de

Oro Quintilio, *stibium esse praeparatum*[34]) a las mujeres preñadas, sin el menor recelo de que aborten, sintiendo Hipócrates (en el vulgar, y sabido Aforismo) que causan aborto la sangría, y purga: *Nunquam in gerentibus utero illius pulveris* (de Quintilio) *periculum feci, in innumeris tamen fuit expertus Zacutus, cuidanda est fides, in aliis vero saepe numero expertus sum, et revera expurgat, ut Zacutus ait per utramque regionem; sed clementer satis, si sint, ut decet praeparati.*[35] Ajústenme V.mds. este cristiano, y sentencioso parecer del insigne Pedro Miguel, sobre la seguridad, y benignidad con que experimentó obraba el Antimonio, siguiendo por esta razón, y experien-

---

[34] Zacuto, Histor. 36. Med. Princip. f. mihi 70. obser. 33. col. 2.
[35] Ped. Mig. Cap. 12. de morb. mulier, f. mihi 264.

cia la sentencia de Zacuto en darlo a las mujeres preñadas, que es el *noli me tangere* de la consideración de los Cristianos, juiciosos, y doctos Médicos, por parecerles es arriesgado, aún el más dócil medicamento en estos casos, con el publicar ¿es el Antimonio veneno? El gran Zacuto (inmediatamente citado sobre los polvos de Quintilio) observó tan singularísimos, y saludables efectos en enfermedades melancólicas, y pestilentes con el uso del Antimonio, que dice, obra casi divinamente: *Stibium praeparatum in affectibus melancholicis, et pestilentibus prope divinam vim obtinere fidelissimo experimento compertum.* Más elogian, y aplauden los doctísimos autores Galenistas al Antimonio, que los mismos Químicos.

Y supuesto que he tocado la segura operación de los polvos Quintilianos, será razón que después de los Autores citados, oigamos al plausible Doctor Bravo (que lo fue Médico) de Sobremonte, pues en su tomo de Consultas Médicas, hace mención de los polvos de Quintilio, y dice se da de tres, hasta cinco granos en infusión de vino blanco: *Quintilius quidam dictus primus Antimonii usum ad nostros perduxit contendens cum illo omnes morbos curare, exhibetur a nobis ag. iii ad v. communiter.*[36] Aplaude también este doctísimo Médico Galenista los polvos, o composición de Cornachino, donde entra el Antimonio, y afirma usó de ellos con feliz, y seguro suceso: *Ex hoc triplici sic praeparato pulvere* (habla de Cornachino) *nos saepe utimur felici, ac securo eventu in variis morbis, variaque humorum conge-*

---

[36] Bravo, Consul. 8. §. 4. fol. mihi 270. col I.

rit, etc.[37] Y así defiende este Bravo Médico, que en las curas regulares se debe dar esta preparación Antimonial: *Asserimus secundo: quod Antimonium a Cornachino praeparatum, de cura regulari, potest admiti in usum medicum ad crassos praecipue expurgandos humores, etc.*[38] Y finalmente concluye este experientísimo Autor, diciendo, no hay cosa más útil que el Antimonio para curar vehementísimas enfermedades, dependientes de humores crasos, y Apoplejías: *Ego vero in vehementissimis morbis ortis ex crasis humoribus in caput irruentibus, et firmatis, sensusque stupefacientibus, ut in apoplexia utilem iudicavi Anti-*

---

[37] Bravo, Fol. mihi 212.
[38] Fol. 213.

moii usum;[39] como lo prohíbe en inflamaciones, y calenturas ardientes.

Ahora si que viene bien el probar con evidencia lo que insinué, de que las maldicientes voces contra el Antimonio, eran ajenas de un mero Practicante de Medicina; pues como estos estudian la práctica por Massarias, Riverio, y Maroja, les causaría gran rubor, y les serviría del mayor desdoro (si habiendo publicado que el Antimonio era veneno) el reconvenirles con los Autores Galénicos (en que actualmente estudiaban) lo contrario. La única evidente prueba de esta verdad es el gran Massarias, que llevado de la experiencia, asegura la utilidad del Antimonio, y afirma haberse curado con él gravísimas enfermedades, no sin gran admira-

---

[39] Bravo, Fol. mihi 216. §. vlt.

ción de muchos: *Tale medicamentum si probe fuerit praeparatum, et aeprito Medico opportune, et cum ratione administretur, minime esse reiiciendum:* aquí la atención, *imo vero (quod confirmat experientia) illud saepe numero non solum prodesse, sed etiam non sine multorum admiratione gravissimos morbos sanare.*[40] A fe que no nos han de recusar este testigo por Químico los Galenistas. El Doctor Lázaro Riverio alaba tanto al Antimonio, y aconseja a Practicantes, y Médicos el uso dél, para curar varias enfermedades, como se hallarán observaciones en sus Centurias, que faltaría tiempo para referirlo; pero como tienen inquieto el juicio, y sobresaltada la razón los que no sienten bien de el Antimonio, o para expre-

---

[40] Massarias, Lib. 7. de Medicam. purgant. c. 30. de Antimon. fol. mihi 475. Col. 2.

sarlo con más concisión han dado en esta manía, propondré (valiéndome de la autoridad de Riverio) al Antimonio para su total curación: *Antimonium in hoc morbo* (habla de la manía) *non solum a Chymiatris:* ahí es una niñería lo que se sigue *sed etiam a Galenicis omnibus commendatur, etc.*[41] Pero lo que les admirará más a los Galenistas, es, que Riverio curase anginas con el Antimonio, y que el mismo día que dio a los enfermos el agua benedicta de Rulando, o infusión del *crocus metalor*, sanasen, habiendo obrado competentemente por vómito, y dejección: *Praescrito aquae benedictae uncias duas, quibus purgatus est plures per vomitum, et secessum, eademque die ab anguina liberatus;*[42] lo mismo refiere en la

---

[41] Riverio; Lib. I. cap. 13. de mania, fol. mihi 33.
[42] Riverio, Cent. 2. observ. 24. f. mihi 225. de Angina.

observación décima. El doctísimo Maroja, entre los medicamentos que propone para evacuar el humor melancólico, numera al Antimonio: *Medicamenta melancholiam educentia. Pulveres sennae, epithimi, hellebori nigri, zaqualtipanis, lapidis armeni, lapidis lazuli, mirabolani indi, Antimonii.*[43] Parécenme suficientes estas doctrinas para verificar lo que a V.mds. dije, de que las proposiciones contra el Antimonio eran ajenas de que las hubieran pronunciado los que empiezan a practicar por los Autores referidos, después de haberse quebrado las cabezas, sobre si los Elementos están formalmente en el mixto. Y omitiendo, por la brevedad, innumerables Autores Galenistas, que con plenitud de ánimo confiesan las utili-

---

[43] Maroja, Lib. I. de Internor. Morb. nat et curat. c. 4. f. mihi 196. §. 19. col. I. lit. B.

dades del Antimonio, acreditadas con la experiencia de las varias enfermedades que curaron, como son Sennerto, Horacio Augenio, Ambrosio Pareo, Castro, Mathiolo, y otros, me se ha de permitir remita a los Antagonistas del Antimonio al Tratado que escribió el doctísimo, y experientísimo Doctor Luis Rodríguez, Catedrático de Prima de la afamadísima Universidad de Salamanca, donde verán, que habiendo usado del Antimonio por espacio de cincuenta años en gravísimas enfermedades, siempre fue con gran felicidad: *Ego quinquaginta ab hinc annis stibii usus feliciter sum expertus ad gravissimos morbos, etc.*[44] y muchos deplorados que curó de casi todas enfermedades, con el Antimonio.

---

[44] Luis Rod. Tract. Stibij, fol. mihi 6.

Finalmente, señores, como las referidas imposturas contra el Antimonio han sido publicadas en esa Ciudad de Sevilla, concluiré este punto con magisterio Sevillano, para cerrar el discurso, a favor del Antimonio, con llave dorada, valiéndome de la gran autoridad, doctrina, y experiencia del plausible Doctor Gaspar Caldera de Heredia, Médico Sevillano, y que será de la mayor aceptación, y veneración de esos señores Doctores Galenistas, por los doctísimos escritos de este Autor (que tendrán muy leídos) y por haber sido Médico de esa Ciudad. Este, pues, esclarecido Varón trata del Antimonio, y no sólo no lo vitupera, pero antes bien aconseja su uso, según lo dio este Autor para curar varias enfermedades, como consta del §.que empieza: *Flores Antimonii maiori violentia operantur;* atiendan los Doctores Sevillanos,*ideo prosunt cholicis, illiacis, nephiticis, et epilepticis desperatis; dantur ad scrupulum semisen.*[45] En la ilustración 15, tratando de la curación del asma, encomienda el Antimonio, §. que empieza: *Prima ergo regione omnino purgata, etc.* Y en el siguiente empieza con este remedio: *Possunt etiam propinari flores Antimonii ad g. iii, etc.*[46] Si bien debo advertir, que estando bien sublimadas estas flores Antimoniales, se consigue un seguro medicamento expurgante, y específico antimelancólico, tomando un escrúpulo de ellas, y disolviéndolo radicalmente en el espíritu de tártaro, o de vino.

Estas doctrinas así establecidas, admitidas, y veneradas de todo el Orbe literario; por la

---

[45] Caldera, Tribunal. Med. tom. 2. illustra. 14. f. mihi 124.
[46] Caldera, Fol. mihi 128. col. 2.

autoridad, razón, y experiencia de todos los Médicos doctísimos, y experientísimos en el continuado uso del Antimonio, y las estupendas curas que con él han conseguido: no es creíble, no conforme a razón presumir, que Médicos tan doctos como los Doctores Galenistas Sevillanos, habiendo estudiado en esa Universidad con gran crédito, y que han sido laureados con popular aclamación, regentando al mismo tiempo, con indecible magisterio, esas Cátedras, y practicado la Medicina con la mayor estimación tantos años, ignorasen la doctrina de sus antiguos Príncipes, y Autores más doctos de la Galénica (conforme yo las refiero en esta respuesta) pues son en lo que únicamente habrán leído. Era hacerles un notorio agravio, el creer, que unos Médicos de esta categoría hubiesen publicado contra el Antimonio voces tan irracionales, que apenas la suma audacia de un ignorante, con presumpciones de docto, arrojaría.

Y respecto de que la anciana madurez del Venerable Hipócrates aconseja, se debe satisfacer al vulgo, y plebeyos: *Videtur autem mihi maxime, de hac arte dicturum oportere vulgo, ac plebeis hominibus nata dicere.*[47] Se viene a los ojos otra eficacísima prueba, para que los Cortesanos Políticos, y Ciudadanos desestimen las calumnias contra el Antimonio, y tengan por fatuos a los que insistieren en ellas, considerando, que cualquiera que tanga la razón en el gabinete del juicio, y esté en su lugar, le escandalizará oír, que el Antimonio es veneno; y que al mismo tiempo no sólo se permite, con-

---

[47] Hipocrat. Lib. de Veter. Med. fol. mihi 9.

siente, y tolera en todas las Boticas de España, y demás de la Europa, donde públicamente se tiene, (cuando se debía impedir, y castigar con todo el rigor de la justicia a los que usan de él, por enemigos de la humana naturaleza, y públicos homicidas) pero en la *Tarifa General*, que el año de noventa y nueve mandaron hacer, y publicar los señores del Real Protomedicato sobe la liquidación de los precios, y Medicinas que deben tener los Boticarios, para la salud pública, se hallará, que en la página veinte y tres, título: *Diversas cosas Químicas*, empieza así: *Antimonio diaforético*; y a la cuarta linea dice: *Crocus metalorum*, mercurio dulce, los calomelanos, con todos los aceites, sales, y espíritus Químicos, que contiene la Tarifa. Es preciso menosprecien las sátiras, y varias cavilaciones contra el Antimonio, (y todo lo Químico) y que lo tengan, y estimen por uno de los mayores portentos, y milagros de la naturaleza, para el alivio, y curación de los afligidos pacientes, como lo han experimentado los Antiguos, y Modernos Médicos. Y más cuando fuera, no sólo delirio, sino irracionalidad, persuadirse a que todos se engañaban, y que cuatro alborotadores ignorantes no; siendo cierto, que *verum est in quo omnes conveniunt.*

¿Qué dirán ahora contra el Antimonio? ¿Qué sentirán de los Químicos remedios a vista de la *Tarifa* (firmada de los tres señores Doctores Protomédicos, Castel, Ribas, y Contreras) que los aplaude, encomienda, y valora? Supuesto que no caben en las ideas de la malicia la multitud de falsos supuestos, calumnias, y malignas voces, de que han fingido Autor a lo Químico, los puros nudos Galénicos, dicen, que abrasa, por depender toda su manipulación de la jurisdicción del fuego, que es muy violento, por ser lo más metálico, y mineral; muy activo, por la eficacia con que en poquísima cantidad obra; y finalmente, que todo lo Químico es contra nuestra calidísima Región, y temperamento ardiente de los Españoles. Todo este doloso aparato (que se dirige a atemorizar, o horrorizar al ignorante vulgo para desacreditar, no sin grave perjuicio, a los doctos expertos Médicos, que siéndolo consumadamente en lo Galénico, se han dedicado al verdadero estudio de la Filosofía, y Medicina experimental, atendiendo al único fin de ella, que es el más seguro feliz logro de la práctica, y a que no se curen con Médicos Químicos (llámanlos así por mal nombre) estaba desvanecido con la *Tarifa* del Protomedicato, en que los propone por útiles, y seguros a los remedios Químicos; pues sino lo sintieran así, se hacían cómplices, y consentidores de los riesgos, o daños que la malicia ha fomentado: llegase a esto, el que en la larga enfermedad del señor Rey D. Carlos Segundo, que está en gloria, le dieron sus doctísimos Médicos sales Químicas, elixires, espíritus, y remedios metálicos, y todos los de esta Corte los usan, conforme van llegando a su noticia: aunque la mayor, y más evidente prueba, o ejecutoria de las Medicinas Químicas consiste, en que estando gravísimamente enfermo (omito otros) el Galeno de nuestros tiempos, que es el eruditísimo Doctor Don Francisco de Ribas, Médico de Cámara de su Majestad (que Dios guarde) y su Protomédico General, le he asistido, y curado con los más noble específicos remedios Químicos. Pero aunque en esta mi respuesta procuraré con solidísimas razones, experiencias, y autoridades de su Príncipe Galeno, libertar a todo lo Químico del Argel de la malicia, y meras imposturas referidas, no obstante aunque el uso práctico, y la razón las apruebe, las calumnia, y reprueba la obstinada ciega pasión, que a los antiguos profesan; por no ser estas Medicinas canonizadas de ellos, como lo dice así el insigne Synapio: *Sic pleraque in Medicina etiam si usu, et ratione probentur, attamen quia nondum Pratrum nostrorum conscriptorum in Cathedra Galeni sedentium, virgula censoria canonizata sunt, uti nova, et paradoxa reiiciuntur.*[48]

---

[48] Synapio, Tract. de Medic. dolor. pag. mihi 31.

Pero volviendo al Antimonio, finalicemos este punto con galantería, dándoles de barato a los mirones, que el Antimonio es veneno, o como sus Antípodas lo llaman (para horrorizar al cabiloso ignorante vulgo) *Antedemonio*. Pregunto, ¿y qué consiguen con eso? ¿Se ha de excluir de la Medicina (según refiere Donzeli[49] de muchos que lo intentaron con semejantes voces) y vedar su administración a los enfermos? No por cierto; y el que tal pronunciare, no sabe aún el *Christus* de la Medicina. Es doctrina inconcusa entre Antiguos, y Modernos, que por los varios modos con que se preparan los medicamentos, se perficcionan, corrigen, y adquieren aquella segura saludable virtud, que se desea para el uso Médico; pues

---

[49] Donzeli, Teat. Pharmaceat. f. mihi 38. §. I.

por la preparación, que es: *Adquisitio bonitatis, et repretio nocumenti*, se consigue, por ser este su único fin. Luego aunque graciosamente les conceda, que el Antimonio es veneno, por las varias preparaciones Químicas, se le quitará su virulencia, de forma, que adquiriera la mayor, y más admirable virtud alexifármaca: *Ubi virus, ibi virtus*, para lograr prodigiosas curaciones, como siente Zacuto ya citado, hablando de la preparación Antimonial: *Usus, seu finis praeparationis Antimoii, multiplex est. Primus, ut si quae stibio inest malefica vis, eomodo ablata, vel correcta, minore deinceps periculo usurpetur.*[50]

Demás de esto, no es notorio a los Médicos de ambas Escuelas, que los medicamentos

---

[50] Zacuto, Fol. mihi 114.

purgantes de los Antiguos Príncipes, Hipócrates, Galeno, y Avicena, son violentísimos, calidísimos, y venenosos, como son las coloquíntidas, euforbio, eléboro blanco, escamonia, tapsia, y ésula, pues dijo Galeno: (por omitir muchas citas) *Fallacissimum est ergo, veratrum dare*[51]. Y no obstante, ¿por la preparación se corrigen, quitándoles la virtud deletérea, y quedan seguros medicamentos para el uso Médico? *Scitum enim apud Medicos*, prosigue Zacuto,*medicamenta, quae naturae nostrae adversantur, corriegenda esse, vel mixtione, vel coctione, etc.* y acaba el §. *Haec de corrigendis medicamentis sint satis, ut necesitas, modusque praeparandi Antimonium, et qui inde fructus sperari queat, magis clarescat.*

---

[51] Galeno, Lib. 2. de fractur. c. 27. fol. mihi 869.

Síguese a lo referido, y en confirmación de lo que pruebo, el que siendo las cantáridas medicamento tan pernicioso, arriesgado, y poderoso cáustico, o veneno que mata, preparadas, o mezcladas con otras medicinas, quedan seguro remedio para curar supresiones de orina, según lo usó, y encomienda Galeno: *Cantharis, si sota exhibeatur, vesicam exulcerat, et cum inimicam nobis facultatem obtineat, hominem plerumque necat; at si quibusdam aliis misceatur, auxilium eidem vesicae prebet, et urinam maximoperi provocat.*[52] Lo mismo se verifica del Opio, que siendo por sí tan perjudicialísimo veneno preparado, sale un remedio tan milagroso, que apenas hay otro en la Medicina, que con tanta promptitud, y evidencia quiete

---

[52] Galeno; Libr. de Theriac. ad Pisonem, cap. 8. fol. mihi 345.

las humorales sediciones, y sosiegue el tumulto de los espíritus, según siente Galeno en este mismo lugar citado: *Papaveris succum per se bibitum quis letalem nesciat? Est nemo: hic, quibusdam aliis admixtus, sic interdum laborantibus subvenit:* atiendan los que no son muy afectos a los opiatos, *ut nulla magis salubris extet medicina, etc.* Ahora si que podrán estimarle a Helmoncio los Médicos humoristas la reprehensión que les da, sobre que se encolerizan contra los medicamentos Químicos, que tienen por venenosos, cuando lo son los suyos, como he probado con toda la autoridad de Galeno, para que refrenen la colera, según les reconviene Van-Helmont, acordándole sus medicinas: *Bilem deponite, et mementote, quod in thecis vestris nil resonent dispensatoria, praeter scamoneam, colocynthidem, elaterium, esu-*

lam, id est mere toxica.[53] Con que aunque el Antimonio fuera veneno, como quieren los que no le conocen, ni han tratado, *(quacumque ergo ignorant, blasfemant)* por las varias preparaciones que se consiguen a expensas de la nobilísima, y prestantísima Arte Química (que es la anatomía de los tres Reinos, animal, mineral, y vegetable, hecha por el fuego, principal instrumento, o cuchillo anatómico) saldría muy saludable remedio; pues por la Química se disuelven los cuerpos unidos, o compactos, los disueltos se coagulan, para separar lo puro de lo impuro, lo vil de lo precioso, virtud alexifármaca del más poderoso veneno, quedando lo medicamentos seguros, gustosos, y promptos en la operación, como quiere Hipócrates.

---

[53] Helmonc. Lib. de Febrib. c. 15. fol. mihi 103.

Esto se consigue por la Química, o Arte separatoria, que con tantas ansias deseó Galeno saber; pues confiesa, que se expondría a los mayores peligros, sin omitir trabajo alguno, hasta encontrar con este Arte, separa de las partes, conforme se experimenta en la leche: *Propeque ac assertione, atque opinione pericula omnia subeam si quidam machinam, aut Artem invenire queam, sciunt in lacte contrariarum partium separationis.*[54]

Y respecto de que la Medicina necesita para el uso práctico de estar enriquecida de remedios de los tres Reinos, animal, mineral, y vegetable, como enseña Galeno: (para que no calumnien los ignorantes a los Químicos, porque usan de medicamentos metálicos, y mine-

---

[54] Galeno, Lib. I. de Simp. Medic. facult. de Aceto, fol. mihi 5.

rales) *Caeterum materiae medaminum quaedam a plantis, quaedam a metallis, non nulla ab animantibus proveniunt, etc.*[55] No es dable se den a los enfermos con las impuridades que los produce la naturaleza, o como los Galenistas administran, vestidos, y calzados sus bastos medicamentos, sino es preparados por el Químico fuego; pues los metales no conocen otro dominio para el divorcio de sus partes, siendo poderoso para sacar del encierro la virtud, que estaba aprisionada en los estrechos calabozos de las partes crasas, terrestres, e impuras, y sola la Regia Espargírica la pone en libertad, mediante el fuego, que la descubre, separa, corrige, y purifica en sentir de Galeno: (que es estupendo Químico para acreditar esta doctri-

---

[55] Galeno, Lib. I. de Comp. Medicam. cap. 2. fol. mihi 794.

na) *Nam ignis multa efficit meliora, et interdum latentem rerum naturam detegit.*[56] Y así, los medicamentos malignos, violentos, y corrosivos se corrigen por el fuego de tal fuerte, que se usa de ellos con toda seguridad, como enseña Galeno en este mismo lugar citado: *Haec ignium virtute temperata, curandis morbis idonea reduntur, etc.* ¡O como si los que blasonan de ser Galenistas hubieran estudiado las obras de su Oráculo Galeno, no publicaran que son ardentísimos los remedios Químicos, sin más razón, experiencia, ni autoridad, que porque se manipulan con el fuego! Esta consideración motivó al eruditísimo Doctor Don Andrés Gámez, dignísimo Médico de Cámara, y Protomédico General, a escribir a nuestro

---

[56] Galeno; Libr. de Theriaca ad Pisonem. cap. 16. f. mihi 358.

doctísimo Socio Don Juan Ordóñez, en aplauso de sus ingeniosos escritos, una carta (que anda impresa) en que les da a entender a los Galenistas lo poco versados que están en las obras de su Maestro Galeno, de quien sólo tienen el nombre, y no sus doctrinas.

Prosigue Galeno, en confirmación de lo expresado, y pone el ejemplo en la piedra *Calcithis*, que cruda abrasa, y es cáustica,; pero calcinada, cura las llagas, y las cicatriza, *ut puta calcithis, quae si cruda fuerit, corpus urit, et in eo crustram celeriter exitat, etc.* Parece que la idea finge estas doctrinas de Galeno, para refrenar el desbocado orgullo de los que no lo conocen, teniéndolo, y de los que no lo entienden, estudiándolo, *sintosta admoveatur, ulceri cicatricem inducit.* Lo mismo asegura Galeno en el lugar citado, de la piedra de Phrigia, que cruda es formatísimo medicamento, y calcinada, seguro para curar afectos de ojos: *Item lapis qui e Phrigia advehitur, is crudis accerrimus est, assatus, et aliis quibusdam commixtis praestans oculis remedium evadit.* Y no sólo ejecuta el fuego todas las referidas utilidades, sin que concede virtud específica al medicamento que no la tenía antes de entrar en la esfera de su actividad: verificase esta empresa con los cancros fluviales, que no siendo específicos para curar la hidrofobia, o mordedura de perro rabioso, calcinados, y reducidos a ceniza son el único específico remedio contra este afecto, corrigiendo, y absorbiendo el veneno, como experimento Galeno: *At fluviatilium cancrorum cinis;* y acaba el capítulo así: *Nam horum ustorum cinerem, exicatorius cum sit, canum rabientium venenum absumere, etc.*

con tal prodigio, que no murió ninguno de los que usaron este remedio: *Quoniam autem nullum eorum, qui fuerunt illis usi, mortuum sciveram.*[57]

Y finalmente se verifica lo mismo de los medicamentos, que de los alimentos; pues estos crudos, no sólo no se apetecen, pero son casi infructuosos para alimentarnos, menos que le fuego no los prepare a este fin: *Quaedam etiam quos volumus in usus apta redit,* dice Galeno en el capítulo de Triaca citado, *nonne multa, quae nutrimenti causa sumimus, igne nobis idonea reduntur?* En presencia de esta doctrina de Galeno, se reconocerá la razón, y gracejo, con que el docto, y experto Synapio dice en el prefacio de su Paradoja Médica, que

---

[57] Galeno, Lib. 10. de Simp. Medic. fac. c. 30. fol. mihi 306.

si los Galenistas entienden por Químico lo que pasa por el fuego, que debían comer las aves crudas con sus plumas, y excrementos: *Aut non capio vos, quid intelligitis per Chymica, illa nequae ignem transierunt? Si haec, ergo non oportet vos comedere galllinas assatas, sed una cum plumis, et stercoribus, crudas omnino.* Y así deben los Galenistas, según su aprehensión, tener por medicamentos Químicos, y muy cálidos a todos sus jarabes, confecciones, aguas destiladas, electuarios, y emplastos; pues todos estos remedios se hacen al fuego, o cantar la palinodia, en aprobación, y crédito de lo Químico, confesando, que los remedios Espargíricos son más útiles, seguros, y gratos, porque se manipulan, y purifican con el fuego.

Síguese ya el que estos medicamentos sin ser ardentísimos, ni violentos, obren con valentía, dados en poquísima cantidad, para rendir, y sujetar las más agigantadas enfermedades, porque se les extrae su virtud operativa del yugo de las partes terrestres, quedando pura, sutil, y espirituosa para la debida penetración, como enseña Galeno: *Quae tenuium sunt partium medicamenta iis, quae sunt crassarum partium, plus habent efficaciae.*[58] No puede hablar más claro Galeno en favor de nuestro intento; y para que los ignorantes no exclamen, (como arriba ponderé) diciendo, que no hay argumento que más pruebe el que los remedios Químicos son muy activos, y ardientes, si no la gran operación que causan, dados en poquísi-

---

[58] Galeno, Lib. 11. de Simp. Medic. facul. cap. de casior. f. mihi 299.

ma cantidad, cuando se prueba únicamente lo que dejo establecido con la autoridad de su Galeno: y en términos terminantes les decide este punto, dándoles la razón el ingeniosísimo Helmoncio: (que será menos mal atendido a vista de lo que siente Galeno) *Nec refert quod pharmaca Chymica sint parva dosi exhibenda, id enim non accusat virulentiam, sed summam agendi entelechiam.*[59] Consiste, pues, la virtud operativa de los medicamentos en un exiguo principio, y no en todo el cuerpo mixto, como lo acredita la cotidiana experiencia en las semillas, operaciones Químicas; y por no apartarme del asumpto en el Antimonio, pues vemos que su virtud purgante, y vomitiva se comunica al licor, donde se infunde por unos impercepti-

---

[59] Helmonc. Lib. de febrib. c. 15. fol. mihi 103.

bles corpúsculos, quedando el Antimonio en su corporatura, y peso, casi sin disminución alguna, aunque se haya infundido mil veces. Compruébase también esta verdad con las sales volátiles de Succino, Víboras, y Cuerno de Ciervo; pues siendo tan seguros específicos remedios como se sabe, corrigen los ácidos, y descoagulan más que una onza de sus polvos. Verificase lo mismo de las Resinas, que se extraen de los medicamentos purgantes, como son la de jalapa, y escamonia, donde está concentrada la virtud purgante; las cuales en pocos granos obran más, (y en seguridad también) que un gran vaso de una purga Galénica muy negra, espesa, ingratísima al gusto, de mal olor, que grava, fastidia, y subierte el estómago, de forma, que son necesarias mil prevenciones para no vomitarla. Lo mismo sucede con los medicamentos sudoríficos, o diaforéticos, respecto de que dan un cuartillo de brodio, o cocimiento de palo santo, y otros ingredientes, con el cual apenas se consigue el efecto, y con ocho, o diez gotas de aceite destilado del mismo palo, sudan copiosamente. De esta misma forma obran los aceites, espíritus, sales, y elixires estomáticos, y exceden en la operación a muchas onzas de jarabes. Finalmente se experimenta en los deliquios de ánimo, la eficaz promptitud con que recrean, y vigoran los espíritus dos gotas de aceite de canela, más que una azumbre de julepe.

Y para mayor confirmación de esta autorizada experimental doctrina, le parece a mi corta inteligencia eficaz la siguiente razón: Muchas enfermedades hay, cuya parte afecta, y fermento distan mucho de las primeras vías, o posada del viaje, que ha de hacer el medicamento, hasta llegar al lugar donde ha de ejercer su empleo; y porque en el camino, y mansiones diversas no se canse, y quebrante la virtud del remedio, es necesario que vaya a la ligera, o sin la pesada carga de las partes crasas, e impuras, que la embarazan el obrar con libertad, y el que llegue, y penetre con eficacia hasta la parte afecta; pues no siendo así, es imposible curarlas, como expresamente lo enseña Galeno: *Quod si particula affecta impenitioribus locis sita sit, machinari in super tale invenire salubre remedium, cuius vis nequaquam in itinere antea solvatur.*[60] Y aunque graciosamente les conceda a los Galenistas, que el medicamento Químico, o depuradísimo poseyera

---

[60] Galeno; Lib. Artis Med. cap. 89. fol. mihi 257.

alguna más actividad calorífica, deben así venerarlo, para que no se frustre su virtud antes de llegar a la parte, por se doctrina de Galeno en el inmediato lugar citado: *Si itaque calidius esse oportuerit eoquod est moderatum, non solum tantam habeat caliditatem, quantam exigit morbus, sed ultra eandem mensuram tantum adiiciatur, quantum ex situ ut pertingere possit ad locum patientem sit necessarium.* Estas doctrinas de Galeno, y la de Van-Helmont curarán al entendimiento más paralítico.

Y así, hablando del Antimonio, y de otros medicamentos, aunque más fuertes, y vehementes sean, es necesario el que los doctos Médicos Galenistas los usen, y tengan siempre dispuestos para curar con su método las enfermedades, siendo le sujeto robusto, y de no serlo, con lo más suave, según Galeno les dicta: *Sane iam dictum est robustis corporibus valentiora medicamenta, imbecillis mitiora esse adhibenda. Ista vera methodus invenit, et experientia confirmat.*[61] ¡Oh solertísimo Galeno, y que poco comercian con el caudal de la estudiosa aplicación tus escritos, los que se glorían de ser discípulos de tu doctrina, y método! Pues estos tales blasfeman de los medicamentos vigorosos, y vehementes, y tú los encomiendas, y persuades con la mayor eficacia: *Si probe mederi cupis, plura eiusdem generis pharmaca, vel certe duo parata habeas:* miren si necesita este texto de exposición, *validissimum puta totius generis, et moderatissimum.*[62]

---

[61] Galeno, Lib. 6. method. medend. fol. mihi 144.
[62] Galeno, Lib. 6. de Composit. Medic, per gener. cap. I. fol. mihi 1002.

De estas dos clases de medicamentos usan los Médicos, que desean el mayor acierto en las curaciones, crédito, y estimación de los Príncipes, y Plebeyos, procurando valerse de ellos con docta, y experta distinción en las enfermedades, respecto de que sería sobre ignorancia crasa, impía temeridad del Médico que en una ligera indisposición diese al paciente remedios muy activos, y violentos, cuando para estos casos son poderosas las medicinas lenitivas, y más suaves; pues los ignorantes que ejecutan lo contrario, no sólo introducen mayores males con el remedio que aplican, pero el mayor de todos, que es la muerte. Verificase lo mismo de los Médicos, que intentan extirpar graves, rebeldes, e insuperables enfermedades con medicamentos muy benignos, y templados, (cuales son sus sueros senados, Maná, Caña fístola, y Tamarindos) cuando apenas ceden a los remedios Hercúleos, y vehementes, que dice Galeno; por ser evidente, que los Médicos hacen buenos, o malos a los remedios, no valiéndose de ellos con la prudencia, y distinción que he dicho; pues importa muy poco, que el medicamento sea noble, y generoso, si no lo aplican con diestro racional método: *Non esse adeo magnum, quod medicamen praestare possit, nisi nactum sit, qui eo dextre utatur*; afirma Galeno en el libro citado del método. Bastantemente me parece queda probado, que el Antimonio no es veneno, sin la octava maravilla de la Medicina, para remediar todos los males: y así paso a la segunda proposición.

Es la segunda cláusula, que el Antimonio es tan calidísimo, *que abrasa los cuerpos donde entra*. Esta proposición es de caniculares, y así es necesario templarse, y refrescarse muy bien, para responder a ella, con las claras corrientes doctrinas que hemos de beber de las antiguas fuentes, que estarán tan frías, que les harán tiritar a los Galenistas, y les obligará el Antimonio a que le echen ropa, y lo abriguen para entrar en calor: Quiero decir, que es igual la ignorancia de los que han publicado, que el Antimonio es tan ardiente, que abrasa, a la ciencia que debía tener de que es frío el Antimonio, si hubieran estudiado lo que enseñan los antiguos Príncipes, y los esclarecidos Autores Galenistas; pues unos, y otros no sólo no dicen, que el Antimonio es calidísimo, pero que es frío; con que los cualitativos Médicos Galenistas, que así han infamado al Antimonio, sólo habrán visto las obras de Galeno, Avicena, y demás Autores de esta Escuela por los pergaminos. Empecemos, pues, a probar con evidencia la frialdad del Antimonio con Galeno, y Avicena, que aseguran es frío en primer grado, y seco en segundo. Son literales las palabras de Avicena: *Stibiam natura est frigidum in primo, sicum in secundo*[63]. Galeno no expresa en qué grado es frío, y seco; pero alabando al Antimonio para vigorar, y curar los afectos de ojos, dice, que es frío: *Oculis ipsis robur adiicies, si sicco collyrio, quod ex frigido lapide componitur, etc*[64]. Y la Sagrada Escritura hace mención del Antimonio, por el uso que tenían las mujeres de adornarse, y componerse los ojos con él; *Iezabel depinxit oculos suos stibio, et ornavit caput suum.*

---

[63] Avicena, Lib. 2. Canon. tract. 2 cap. 7. de Antimon. f. mihi 261. col. 2.
[64] Galeno, Lib. 6. de San. tuend. cap. 12. fol. mihi 348.

¡Válgate Dios por Antimonio, que hasta en el Sagrado Volumen de las Divinas Letras se refieren tus utilidades! Dioscórides[65], ya citado, siente lo mismo de la cualidad fría del Antimonio. El doctísimo Alexandro Massarias, Galenista sin segundo, dice, que el Antimonio es frío en el lugar citado; pues le concede la misma templanza que la plomo: *Nam primum plumbi, et stibii eadem fere est temperies, et natura, etc.* Zacuto, ya citado, sigue la doctrina de Avicena: *Est enim id medicamentum in primo solum frigidum, et siccum in secundo.* Pero quien le da al Antimonio poderosa virtud fría, es el doctísimo Fernelio, Galenista de corazón, y uno de lo más célebres Autores que se veneran; y así serán dignas de toda atención

---

[65] Lib. 4. Regum, c. 9. V. 2.

sus palabras: *Stibium, vulgo Antimonium;* cuidado, *valenter astringit, refrigerat, fluxiones oculorum in collyriis sistit, est enim corruptionis expers.*[66] Y omitiendo otros muchos lugares de la rancia Biblioteca, por no molestar, y que son de el mismo sentir que los citados, y más cuando para autorizar la frialdad del Antimonio, bastan las doctrinas de sus Príncipes, y Autores clásicos, manifestando con ellos son ignorantes los que han asegurado, que el Antimonio es tan calidísimo, que abrasa las entrañas; pues enseñan lo contrario, diciendo, ¿pero la accesión es peligrosa en sentir de estos tales Galenistas, y queda ya el Antimonio con el frío?

---

[66] Fernelio, Lib. 6. method. cap. 3. fol. mihi 148.

Pero si la curiosidad a apetecido saber aún más lo que callan, que lo que dicen ciertos cavilosos sujetos, quisiera preguntar, ¿qué ardiente voraz frenético furor inflamó los desvanes de las cabezas de los que levantaron el grito, publicando, que el Antimonio es calidísimo? ¿Por qué Príncipes, y Varones experientísimos de la Medicina Galénica se han instruido para hacer al hombre que ha tomado el Antimonio racional mongivelo, bostezando ardientes sulfúreas exhalaciones Antimoniales? ¡Oh qué de volcanes no fabrica la ignorancia! Aunque les podrá servir de gran consuelo saber, que sintiendo tanto el Antimonio lo mucho que lo atropellan, (aquí viene bien lo de, *perdone Vmd. que no lo hemos conocido*) no es vengativo; antes bien, con generosos espíritu los amparará, y servirá de defensivo para curarles semejante delirio, como observó Freytagio: *Capiti exterius applicatur in mania, phrenitide, et melancholia, etc.*[67]

Esto supuesto, se infiere una evidentísima consecuencia para todo el Orbe literario, y es, que saben muy poca Filosofía, y Medicina experimental los Médicos, que sólo atienden a las primeras cualidades, calor, frialdad, etc. ni a si los medicamentos son calientes, o fríos, respecto de que a estas cualidades las tienen los verdaderos Filósofos por ineficaces, o reloleas, pues no proceden inmediatamente de los fermentos, y semillas de las cosas; y así resultan de ellos, y de las fermentaciones, quedando las tales cualidades meramente por modos de la materia, según las partículas que componen los

---

[67] Freytagio, Cap. 15. de Antim. fol. mihi 619.

entes, variamente configuradas, entretejidas, y de diverso modo movidas. Abraza este modo de Filosofar Hipócrates en el libro de la Antigua Medicina, que únicamente escribió contra la vulgar Filosofía de primeras cualidades, a quien siguen los Modernos. Y porque no es del principal punto detenerme en esto, remito a los deseos de saber al señor Uviussens[68], que en su Tomo de los principios del mixto lo trata doctísimamente; y a Etmulero en su Tomo primero, donde hace una disertación de la Medicina de Hipócrates Química, y en el ínterin oirán a Synapio, que tiene a los Galenistas por supersticiosos, y nada prudentes en amonestar a los enfermos sobre los medicamentos que son calientes, o fríos: *Galenici plerique quos ego no-*

---

[68] Uviussens, Tract. 1. c. 5. de mixti principijs in ordine ad corpus human. fol. mihi 38.

vi sunt in hoc casu magis superstitiosi quam prudentes dum patientes suos sedulo hortantur de usu medicamentorum, dicuntque istud valde calefacit, ilud valde refrigerat, etc. Ita et se, et patientes saepius perplexos reddentes, ut quo se vertant nesciunt. Aquí la atención, *utinam non vanis istis quator qualitatum speculationibus se aligarent, etc.*[69] Siguiendo la doctrina de Hipócrates en la Antigua Medicina, y que nuestro doctísimo Pedro Miguel anatomizó de tal forma, que hace irrisión de los Médicos humoristas, y cualitativos: *Ex qua aurea doctrina constat, irridendos esse Medicos, qui solum quatuor humores considerant, ut calidi, et humidi, sicci, aut frigidi sunt, et ignorant intra*

---

[69] Synapio, Paradoxa Medic. c. 2. pag. mihi 14.

ipsos, etc.[70] para que los Médicos no se paren en estas fantásticas especulaciones, que no tienen más principios, ni experimentos, que la anticuada autoridad de Aristóteles, que siguió Galeno, sino en investigar con repetidas experiencias, y varias combinaciones de sales la gran doctrina de Hipócrates:*Et alia infinita, omnigeras facultates habentia copiamque, ac robur*[71], para lograr dichosas curaciones, las cuales son inaccesibles sin este práctico estudio. Y considerando el gran Canciller de Inglaterra Francisco Bacon, lo embelesados, y distraídos de la verdadera Filosofía a los Médicos que idolatran en la antigua incierta opinión del quaternion de humores, elementos, y cualida-

---

[70] Ped. Mig. Disp. 7. de mor. grau: renum c. 9. fol. mihi 134. col. 2. litt. D.
[71] Hipocrat. Lib. de veter. Medic. f. mihi 12.

des, que tanto ha destruido, y esterilizado la Medicina, por haberse (los tales Médicos) contentado con esta limitadísima especulación, prorrumpió en las siguientes palabras: *Quin contra Aristotelis de quatuor Elementis commentum, cui ipse potius authoritatem quam principium dedit (quod avide a Medicis acceptum, quatuor complexionum, quatuor humorum, et quatuor primarum qualitatum coniugationes post se traxit) tamquam malignum aliquod, et infaustum sidus infinitam, et Medicinae, necnon compluribus mechanicis rebus sterilitatem attulisset; dum homines per huiusmodi concinnitates, et compendiosas ineptias sibi satisfieri patientes, nil amplius curant.*[72] De aquí sale la admiración, o por me-

---

[72] Bacon; Cogitata, et visa, f. mihi 587. col 1.

jor decir, la compasión de ver el tiempo que inútilmente se gasta en las Universidades de España, en cuestiones tan infructuosas, que perturban, y pervierten la práctica, (como me sucedió a mí, que gasté cerca de diez años en este metafísico estudio, con tal ansia, y desvelo, que creía no había más que saber en la Medicina, que las Obras de mi doctísimo Maestro Henríquez de Villacorta, Controversias de Valles, y las Cuestiones Metafísicas de Pedro Miguel, con las de su Maestro García Carrero, para curar todas las enfermedades) como son la de si hay temperamento *ex partium coalternatione*, si la enfermedad consiste en mala disposición, o en relación predicamental, en que consista la ultimación de el calor febril, *o in facto*, como también a qué grado del alma pertenece la facultad pulsífica, y otras semejantes, para vocear, sin tener más utilidad, y certidumbre, que la fábula de Scylla, como siente Bacon en el mismo lugar citado:*Quaestionum interim, et controversiarum turbas circa huiusmodi Philosophias undique sonare, et volitare; adeo ut fabula de Scylla in eas ad vivum competere videatur, etc.* Dos son las causas en mi juicio, porque en España se entregan a este estudio. La primera, la inmemorial educación de las Universidades, donde sólo se enseña esto. Es la segunda, el bizarro ardiente temperamento de los Españoles, o vigorosa volátil exaltación de sus espíritus, que domina, y señorea sus acciones, para entregarse al apetecido impulso de sus inclinaciones ingeniosas, y sutilezas metafísicas, en que consumen la dulce florida Primavera de sus años, con tanto anhelo, como si consistiera la vida, y salud de un moribundo en la aplicación de un formalísimo silogismo.

Esta referida inclinación, con el juramento, y pleito homenaje, que han hecho en las manos (de papel escritas) de Aristóteles, y Galeno, es quien los aparta del práctico estudio de las enfermedades, y de la dilatada silva de grandes específicos remedios, que deben saber los doctos Médicos, para curar con felicidad, y seguridad, (*nam sola remedia sanant*) dedicándole al mismo tiempo a la anatomía para investigar (a vista de la disección de los cadáveres) las más ocultas causas, partes afectas, tanto en los cuerpos fluídos, como en los sólidos, y productos morbosos, de las enfermedades, y saber que la suntuosa racional fábrica del cuerpo humano, no es otra cosa, que un admirable artificio mecánico, o Máquina hidráulico, pneumática, compuesta de cuerpos fluídos, que corren a diversas partes, de filtros, canales, cisternas, cribos, filamentos, trabas, cordeles, vectes, telas, y glándulas, que son las varias oficinas, o laboratorios, donde la diestra docta sagaz naturaleza Químicamente prepara las cocciones, filtraciones, precipitaciones, y adulzoración de los succos. Por esta razón, y experiencia se han dedicado los primeros Médicos de Europa a examinar en los artificios mecánicos su modo de obrar, para lograr el único empleo de ser fidelísimos ministros de la naturaleza, y saber que las operaciones, y varios movimientos, que admiramos en nuestra economía animal, dependen de la mecánica artificiosa disposición de órganos, y partes, según su magnitud, textura, uso, unión, y figura; de tal modo, que cada movimiento se forma según su mecánica necesidad en el saludable estado (como matemáticamente lo prueba el incomparable Juan Alfonso Borrelo en sus Obras *de motu animalis*) y en el morboso según la descompostura de las partes que componen nuestra máquina, conforme lo enseña Hipócrates: *Caterum, et hac cognoscere oportere mihi videtur, nimirum quae affectiones homini ex facultatibus ac potentiis, quae item ex figuris adveniunt. Figuras autem dico, quae in ipso homine in sunt, aliae enim cauae sunt, et eu amplitudine in arctum coactae, aliae expassae, aliae solidae, et rotundae, aliae latae, et pensiles, etc.*[73] Luego el que no sepa esta mecánica, ni como obra el racional artificio, no sólo no sabrá las razones

---

[73] Hipócrat. Lib. de Veter. Med. fol. mihi 15.

mecánicas, que para esto conducen, pero ni ser Médico.

Por sus pasos contados se viene desvaneciendo la última calumnia, sobre que los medicamentos Químicos no se deben usar en nuestra Región, por ser muy nocivos al ardiente temperamento de los Españoles; pues no obrando las Medicinas por calientes, ni frías, como he insinuado, no tiene lugar la impostura. Pero dándoles de barato que así obrasen, y que según el método racional se debe atender a la Región, edad, temperamento, y estación del año para dar el medicamento, como enseñan lo Príncipes de la Medicina, Hipócrates en los Aforismos, y libro de *Aere, locis et apuis*; y en propios términos Galeno así: *Porro inspice simul, et anui tempus, et Regionem vbi medi-*

camentum assumes.[74] No se deben vedar los remedios Químicos, respecto de que sabe el más corto Galenista, que la Región, y temperamento, no son prohibentes, sino conmensurantes del medicamento; de tal modo, que si en el Norte se dan veinte granos, o gotas de cualquier espirituoso remedio Químico, se pueden conceder diez en nuestra Región, y más si es específico para curar las enfermedades (que son de quien se toma la indicación, por ser las que primariamente indican para su curación) que acá, y allá ocurren, según la doctrina de Cornelio Celso en su Prefación: *Differre quoque pro natura locorum genera medicinae, et aliud opus esse Romae, aliud in Gallia. Quod si morbos eadem causae facerent ubique*

---

[74] Galeno, Libr. de Theriac. ad Pisonem, cap. 15 fol. mihi 357.

remedia quoque debuissent: sobre este punto se puede hacer una gran reflexión, sabiendo que Galeno prohíbe la sangría (que en sentir de sus discípulos refresca) en las Regiones muy cálidas: *Ob haec igitur, neque in locis supra modum calidis sanguinem mittere audemus,* por los trágicos sucesos que vio, *interierunt autem non nulli;* y no obstante manda, que siendo necesaria se evacue muy poco: *Evacuamus quidem, sed multo minus, etc.*[75] y sólo para los remedios Químicos quieren que sea la Región prohibente.

Pero omitiendo estas menudencias, quisiera saber, si los setenta y ocho remedios Químicos, que toda la autoridad del Real Protomedicato manda por su Tarifa General se tengan

---

[75] Galeno, Lib. I. ad Glaucon. c. 14. fol. mihi 370.

para beneficio de la salud pública, ¿son para usar de ellos en los Reinos de las Castillas, que es nuestra calidísima Región? Creo que sí, pues no se extiende a más su jurisdicción. Demás de esto, el doctísimo Pedro Miguel de Heredia encomienda tanto los auxilios Químicos, que asegura, no se pueden curar muchas gravísimas enfermedades sin remedios Químicos: ¡Qué dices doctísimo Español! ¡Y que dirán ya los Galenistas! Y afirma, que por que Hipócrates, y Galeno ignoraron la Química, y Regia Arte Espargírica, (cierto que parece fantasía del discurso, o ficción del deseo, lo que expresa Heredia) se dejaron por incurables semejantes enfermedades: *Efficatiora tamen, exactissimaque per Chymiam, Spargiricamque facultatem parantur:* cuidado, *sine illis enim causis huius mali difficulter sucurritur:* atención, *quam artem, quia omnino Galenus, et Hipocartes ignorarunt, mala graviora, ut incurabilia praedicarunt per auxilia Spargirica, etc.*[76] Así realza el gran Heredia lo Químico, imposibilitando las más deseadas curaciones sin estos nobles vigorosos medicamentos, que escribió en España, para que se usen en esta Región.

Por esta confesión que hace Heredia de las incurables enfermedades que los Antiguos Príncipes dejaron, por no haber sabido los Químicos auxilios, que son a quienes ceden: publican los Modernos, que con los medicamentos Químicos se han aliviado, y extirpado en nuestros tiempos todas aquellas enfermedades, que en tiempo de Hipócrates, y Galeno eran incurables, como entre muchos Autores lo

---

[76] Ped. Mig. Disp. 6. de morb. difficiliorib. §. vltim. f. mihi 98.

expresa Teófilo Bonet: *Nam Chymia subministrat medicamenta, ut morbi, qui Galeni tempore, et Hipocratis incurabiles erant, hodierno seculo suant curabiles.*[77] Y así afirma otra vez Pedro Miguel, que la causa de morirse los más de sincopales, y sudores diaforéticos, es, porque Hipócrates, y Galeno no conocieron el remedio mitigativo de la parte sulfúrea de la sangre que los causa, y los Galenistas ignoran:*Huius partis sulphureae mitigatorium dum inflammatur* (habla Heredia como un Químico) *in doctrina Hippocratis, et Galeni inventum non est, et ita esse experimentum suadet,* no puede decir lo más claro, *cum tot pereant, et liberentur paucissimi.*[78] A vista de este docto

---

[77] Bonet, Lib. 3. de imo ventre sect. 28. De Ischur. c. 17. fol. mihi 814.
[78] Heredia, De morb. popularib. in curat. Hist. Phrenitici, §. vltim. fol. mihi 158.

Cristiano sentir de Heredia, ¿cuántos serán los que (creyendo que no hay más que saber, que lo que alcanzaron Hipócrates, y Galeno) por encubrir lo que ignoran, se metan a curar lo que no saben? Y así sólo tendrán el consuelo (que no lleva el mísero enfermo) de que se mueren los pacientes, curándolos según aforismos, leyes, y epidemias de Hipócrates, como refiere el doctísimo Virideto en el Prólogo al Lector de su Obra ingeniosa de *Prima Coctione*, de un Antiguo Médico del Rey de España, *sicuti primario Regis Hispaniarum Medico solatium est, aegros iuxta leges Hippocratis mori.* Ya es preciso encaminarme al hígado, por ser la parte más atendida de los Galenistas, y a quien jamás pierden de vista, ni de sus consideraciones en todas las enfermedades, y consultas que tienen, por haber hecho juicio de que está tan encendido, y ardiente, (en casi todos los afectos) que chispea, y que sólo el pobre agraviado hígado (por los testimonios que le levantan) es la piedra del escándalo: aprehensión porque los Galenistas sólo atienden en sus curaciones a apagar con sueros, y horchatas este parabólico volcán, o fingido Mongivelo, oponiéndose por esta opinión a los medicamentos que consideran calientes: ¿miren que no harán a los Químicos? Pero volvamos a nuestro doctísimo, y experientísimo Pedro Miguel, para que a vista de lo que aborrecen los Médicos Galenistas las medicina Químicas, y más si el hígado en la realidad está encendido, ¿qué nos enseña, y manda ejecutar para curar con acierto, y seguridad? ¿Qué? Que se den quintas esencias, o remedios Químicos, sin aquel recelo, o bastardo ignorante temor del vulgo, (a quien los Galenistas han impuesto, y horrorizado con los Químicos auxilios) estando el hígado caliente. Prestemos atención al grande Heredia: *Recte enim advertunt Espargirici, quod quintae essentiae non vertuntur in humores, sed in spiritum subtilissimum humiditates consumentem, et calorem vitalem instaurantem;* cuidado con el hígado caliente que se sigue, *et inde minus formidandae quam vulgus putat.* Aquí, *etiam si iecur, aut aliud viscus calidum sit.*[79] Pasemos ya a la última clausula, o calumnia.

Es la tercera, y última clausula, *que los que han tomado el Antimonio mueren al año*. Esta proposición no merece respuesta por irrisible, despreciable, y opuesta a toda experiencia, y

---

[79] Ped. Mig. Cap. 5. de cura Hydropis pulmonum, f. mihi 102. col. 2. litt. B. §. penultim.

más cuando he probado con los Príncipes de la Medicina, y Autores más doctos, expertos, y clásicos de lo Antiguo, y Moderno, que el Antimonio no es veneno, sino el *non plus ultra* de la Medicina; y que aunque veneno fuera, por las varias, e innumerables preparaciones, quedaría el más noble, seguro alexifármaco, como también he probado, que no abrasa los cuerpos, sino que los enfría: Luego el decir que mueren al año los que han tomado el Antimonio, es dar materia para soltar las rifa a carcajadas. Y si tuviera alguna probabilidad esta escandalosa proposición, consistiría en que se hubiera despoblado el Mundo, y sólo hubieran quedado los que aborrecen al Antimonio, por no haberlo tomado, si desde el tiempo que ha se usa interiormente este remedio, se hubieran muerto al año: antes bien faltara tiempo, y papel si hubiera de referir aquí observaciones, de los que habiendo tomado el Antimonio, no sólo no han fallecido al año, pero por muchos han logrado una salud robustísima; pues purifica de la misma forma al animal más prefecto, el hombre, que al más perfecto metal, el oro. Pero no omitiré tres observaciones de la mayor excepción, y crédito del Antimonio. La primera es, que habiendo estado desahuciado en la Regia floridísima edad de diez y ocho años, (cuando la toma de Dunquerque) de una gravísima enfermedad, que en aquel tiempo molestó al Invictísimo, Gloriosísimo, y Cristianísimo Rey Luis Catorce el Grande, nuestro Abuelo, Padre, y Defensor, se restituyó a la salud que hoy (a Dios gracias) logra con el vino Hermético, o Antimonial. Es la segunda la estupenda admirable cura que el señor Fagón, Médico primario del Cristianísimo Rey (aquí se epilogaron los únicos elogios del insigne Fagón) consiguió en su A. R. el señor Delfín, Padre de nuestro Catolicísimo Monarca, a expensas del Antimonio; pues habiéndole dado cuatro onzas del vino Hermético, en el insulto Apoplético, y frustrádose la operación, le administró la gran dosis de ocho granos del Tártaro Hermético; y no habiéndose dado por entendida la Real privada naturaleza, pasó finalmente (¡oh experientísimo Fagón!) a darle diez granos de la espuma de los dos Dragones (composición Mercurial, y Antimonial) con que a Dios las gracias, se logró una milagrosa cura. El señor Don Antonio Portocarrero, Sylva, y Portugal, hijo de los Excelentísimos señores Duques de Hijar (que es la tercera observación) padeció en la inocente tierna angelical edad de diez y ocho meses, una Alferecia tan violentísima, que degeneró en Apoplejía, y se le sideró todo el lado izquierdo (originado todo de una insigne corruptela, y excesiva coagulación de la leche, por el exaltado peregrino ácido que la causa) y no habiendo podido lograr mejoría alguna con cuanto ejecute, dándole un ligero leniente, ayudas, calas, unturas, y emplastos descoagulantes, con los medicamentos más apropiados que hay para adulzorar, hebetar los ácidos, y descoagular, me resolví (viéndolo morir) a darle una dragma del jarabe Hermético, con que a Dios gracias, prorrumpió en un vómito, y dos dejecciones de queso, pues tal era la coagulación de la leche, y hasta hoy (que tiene el señor Don Antonio cinco años) se mantiene bueno, y robusto.

Quede, pues, el Antimonio ejecutoriado en contradictorio juicio en la Chancillería de la razón, y experiencia, donde a vista de las acusaciones que la ignorancia ha fulminado, votaron en justicia (a favor del Antimonio) los mayores, y más rectos Jueces de la doctrina antigua, y moderna, publicando con sentencia definitiva: *que el Antimonio es el* non plus ultra *de los medicamentos para curar todas la enfermedades.* Quedan al mismo tiempo desvanecidas todas las calumnias, y contradicciones, que la ignorancia, o malicia ha levantado a lo Químico, con razones, experiencias, y autoridades de su Príncipe Galeno, para que nadie tanga audacia de satirizar tan noble, y útil empleo, por no verse reconvenido con lo que ignoran de los Maestros que siguen. Y enmedio de que no dudo, que en las muchas clandestinas conversaciones, y juntas que tienen, procuran morder (dejándolas intactas) las doctrinas modernas, que tanto ignoran, no debo darme por entendido (pues me consta no han visto, ni estudiado en los Sistemas de Descartes, Gasendo, Helmoncio, Leboe Sylvio, Uvillis, Tachenio, y Paracelso) por no gastar el tiempo en lo que es accesorio, y no en el punto principal que V. mds. me han mandado; y así estoy en obligación de aconsejarles, estudien, y sepan primero lo que escribieron los doctísimos Modernos, que pasen a despreciar doctrinas tan experimentales, y sin esto no pueden ser oídos, ni capaces de aprobar, ni reprobarlas. Así lo reprende, siente, y aconseja Galeno: *Ergo si ad hos refellendos digrediar, plus operae in ac-*

cessorio, quam in proposito[80] sumam. Etenim si ignorant quae de ea alteratione, qua per totam sit substantiam, Aristoteli, ac Chryspto sunt prodicta, hortandi sunt, ut eorum scripta revoluant. Sin ea noscentes, sua sponse pro melioribus deteriora sequuntur, nostra plane frivola existimabunt.[81] No puede decirlo más claro Galeno. Y así este Príncipe, y Maestro de la Antigüedad confiesa, que las materias que ignoraba, se ponía de propósito a estudiarlas, y hasta saberlas, ni hablaba, ni escribía en pro, ni en contra cosa de ellas: *Ignota mihi fuere: verum operam dedi, ut ipse per experientiam facultates eorum cognoscerem, quod si quid ignorabam, plane nec de illo quicquam cons-*

---

[80] Propsito en el original (N. del E.).
[81] Galeno, De natu. Facul. lib. .cap. 2. fol. mihi 1035.

cripsi.[82] Y ahora anda asociado al decir, y escribir, el no saber, ni entender. Dios guarde a V. mds. los muchos años que puede, y deseo. Madrid, y julio 30 de 1701.

B. L. M. de V. mds. su Socio, y Amigo.
Doctor *D. Diego Mateo Zapata.*

---

[82] Galeno, Libr. 10. Cap. I. de Simp. medic. facul. fol. mihi 269.

EDITORA CONTINENTAL
www.editoracontinental.com

www.ingramcontent.com/pod-product-compliance
Lightning Source LLC
Chambersburg PA
CBHW051808170526
45167CB00005B/1933